W0255503

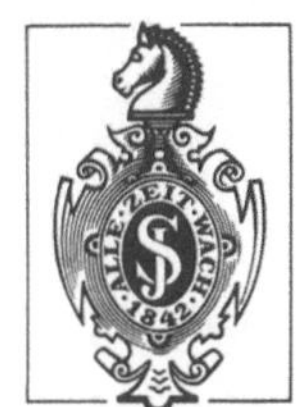
ALLE·ZEIT·WACH
1842

Karl König

Mit körperlich Kranken umgehen

Kleiner Ratgeber für die Fachberufe im Gesundheitswesen

Unter Mitarbeit von Peter König

Springer-Verlag
Berlin Heidelberg GmbH

Prof. Dr. Karl König
Georg-August-Universität Göttingen
Abteilung Klinische Gruppenpsychotherapie
im Zentrum Psychologische Medizin
Waldweg 35
D-37073 Göttingen

Peter König
Haspelstraße 11
D-35037 Marburg

Die Deutsche Bibliothek – CIP-Einheitsaufnahme

König, Karl: Mit körperlich Kranken umgehen : kleiner Ratgeber für die Fachberufe im Gesundheitswesen / Karl König. Unter Mitarb. von Peter König. – Berlin ; Heidelberg ; New York ; London ; Paris ; Tokyo ; Hong Kong ; Barcelona ; Budapest ; Springer, 1994

ISBN 978-3-540-57463-7 ISBN 978-3-642-78652-5 (eBook)
DOI 10.1007/ 978-3-642-78652-5

Umschlaggestaltung: Struve & Partner, Heidelberg
Satzherstellung: Mitterweger Werksatz GmbH, Plankstadt
Herstellung: PRO EDIT GmbH, Heidelberg

23/3130 – 5 4 3 2 1 0 – Gedruckt auf säurefreiem Papier

Vorwort

Im Pflegepraktikum beginnen die Ärztinnen und Ärzte ihre klinische Ausbildung. Das Pflegepraktikum bietet gute Chancen, den Umgang mit Kranken zu erlernen.

Mein Sohn, der sein Medizinstudium gerade begonnen hat, erzählte mir von seinem Pflegepraktikum. Vieles, was in diesem Buch steht, wurde durch Fragen angeregt, die er mir stellte. Man kann sagen, daß es eine Gemeinschaftsarbeit von Medizinern zweier Generationen ist. Ich selbst bin Sohn und Enkel von Ärzten. Insofern reicht meine Sicht auch in die Vergangenheit. Ich hoffe, sie reicht auch in die Zukunft.

Bevor ich Psychotherapeut wurde, habe ich in einer chirurgischen, in einer inneren und in einer Frauenklinik als Medizinalassistent sowie in einer chirurgischen und einer inneren Klinik als Stationsarzt gearbeitet. Die somatische Tätigkeit beendete ich mit dem Facharzt für innere Medizin. Die Arbeit der Ärzte und des Pflegepersonals in verschiedenen Kliniken habe ich auf dem Wege über Fallsupervisionen und Teamsupervisionen kennengelernt.

Auch meine Mitarbeiter in der Abteilung für klinische Gruppenpsychotherapie an der Universität Göttingen haben Fallsupervisionen und Teamsupervisionen in Kliniken durchgeführt und mir darüber berichtet: Reinhard Kreische, Joachim Biskup, Falk Leichsenring, Hermann Staats, in dieser zeitlichen Reihenfolge. Den Diskussionen mit ihnen verdanke ich viel. Joachim Biskup hat sich besonders für die Schwierigkeiten und Probleme bei der Verarbeitung chronischer Krankheiten interessiert und mit mir darüber diskutiert. Frau Elisabeth Wildhagen danke ich für das rasche und genaue Schreiben des Manuskripts. Dem Springer-Verlag danke ich für die gute Ausstattung und schnelle Realisierung des Buches!

Daß ich Psychotherapeut bin, wird der Laie dem Buch nicht unbedingt anmerken. Psychoanalyse ist ja auch nichts anderes als ein Weg, Menschen unter Anwendung des gesunden Menschenverstandes und unter Berücksichtigung des Unbewußten zu verstehen. Der psychoanalytische Fachkollege wird die zugrundeliegenden theoretischen Annahmen erschließen können und feststellen, daß ich mehr die Auswirkungen der Einflüsse des Unbewußten beschreibe als die Entstehung seiner unbewußten Inhalte. Ich gebe aber Hinweise darauf, wie diese Auswirkungen zu beeinflussen sind: hier nicht durch eine Therapie im engeren Sinne, sondern durch ein aktives Gegensteuern.

Zu manchem, was ich in diesem Buch sage, kann man unterschiedlicher Meinung sein. Fortgeschrittene Leser mögen sich mit meinen Auffassungen kritisch auseinandersetzen. Anfängern gibt das Buch eine erste Orientierung.

Göttingen, im Frühjahr 1994 Karl König

Inhaltsverzeichnis

Einführung

In diesem Buch geht es **nicht** in erster Linie um den Umgang mit **psychisch kranken** Menschen. Es geht auch nicht in erster Linie um psychogene Einflüsse bei der Entstehung körperlicher Krankheiten.

> Vor allem geht es darum, wie Patientinnen und Patienten mit **körperlicher Krankheit** und wie Ärztinnen und Ärzte, Schwestern und Pfleger mit **körperlich Kranken** umgehen.

Es geht darum, das Verstehen von Patienten zu erleichtern und das Mißverstehen seltener zu machen. Ist eine Position des Verstehenwollens eingenommen, läßt sich von dort aus vieles neu begreifen.

Um zu verstehen, reicht Einfühlung nicht aus. Der Arzt oder die Krankenschwester sollte auch in sich selbst hineinfühlen und sich fragen: **„Wie wirkt der Patient auf mich, welche Reaktionen ruft er in mir hervor, nachdem ich versucht habe, mich in ihn einzufühlen?“** Dieser Schritt dient der Objektivierung.

Verschiedene Menschen leiden unter verschiedenen Aspekten der gleichen Krankheit. Bei einer Krankheit, die Schmerzen erzeugt, das sich Bewegen behindert und die allgemeine Leistungsfähigkeit einschränkt, leidet der eine Patient vielleicht am meisten unter den Schmerzen, der andere unter der Bewegungsbehinderung und wieder ein anderer unter der allgemeinen Einschränkung der Leistungsfähigkeit. Worunter jemand am leisten leidet, hängt mit seiner Persönlichkeit, aber auch mit seiner Lebenssituation zusammen, zum Beispiel mit seinem Beruf und damit, ob er Menschen hat, die ihm helfen und so zum Beispiel eine Bewegungsbehinderung wenigstens zum Teil ausgleichen können, aber auch mit der allgemeinen gesellschaftlichen Situation, zum Beispiel mit den Verhältnissen auf dem Arbeitsmarkt, wenn bei einer Bewegungsbehinderung oder einer Einschränkung der allgemeinen Leistungsfähigkeit Arbeitslosigkeit droht.

Ärztinnen und Ärzte, Schwestern und Pfleger reagieren darauf, wie ein Mensch seine Krankheit erlebt und wie er damit umgeht: zum Beispiel auch darauf, wie er die Folgen seiner Krankheit empfindet, stark oder weniger stark, oder ob er in seiner Kranheit sogar eine Chance sieht, zu bewirken, daß Menschen sich um ihn kümmern. Ärztinnen und Ärzte, Schwestern und Pfleger reagieren darauf, ob jemand die vitale Gefährdung durch einen Herzinfarkt leugnet oder die Angst erkennen läßt, die er hat.

Auch Ärztinnen und Ärzte, Schwestern und Pfleger unterscheiden sich bezüglich ihrer Persönlichkeit und ihrer sozialen Situation. In der Berufsarbeit sind sie mehr oder weniger erfahren. All dies beeinflußt ihre Reaktionen.

Um mit Kranken gut umgehen zu können, ist es nützlich, sich in deren Lage hineinzuversetzen. Die Einfühlung muß aber auch Grenzen haben, nämlich dort, wo sie sonst zu Überlastungen führen und an einem sachbezogenen Handeln hindern würde. Ärztinnen und Ärzte, Schwestern und Pfleger gehen nicht nur mit den Kranken um, sondern auch miteinander. Der Umgang miteinander wird dadurch beeinflußt, welche Patienten gerade auf Station sind und welche Schwierigkeiten man mit ihnen hat. Auch private Probleme können die berufliche Arbeit beeinflussen, ebenso Konflikte im medizinischen Team. Diese Konflikte haben oft etwas mit widerstreitenden Interessen zu tun, zum Beispiel, wenn es um Dienstzeiten oder Urlaub geht. Ob jemand sich in einem Streit um die Diensteinteilung durchsetzt oder nicht, beeinflußt seine Stimmungslage. Er kann triumphieren, gekränkt sein oder traurig und enttäuscht sein.

Private Probleme und Probleme im Team lassen die Abgehörigen des medizinischen Personals die Patienten mehr oder weniger merken. Oft versuchen sie, sich nichts anmerken zu lassen, dann aber wieder schütten sie ihr Herz bei den Patienten aus, vor allem, wenn es um Probleme geht, die mit übergeordneten Stellen zu tun haben wie zum Beispiel eine schlechte Personalausstattung.

Patientinnen und Patienten haben Vorstellungen davon, wie Ärztinnen und Ärzte, Schwestern und Pfleger sein sollten. Diese Vorstellungen sind durch Fernsehen, Illustrierte und Arztromane beeinflußt, haben aber auch etwas mit früheren Erfahrungen im Krankenhaus oder in der Praxis von Ärzten zu tun. Viele Patienten bringen auch eine Vorstellung davon mit, wie man sich als Kranker idealerweise verhalten sollte.

Entsprechendes gilt für die Angehörigen des medizinischen Personals. Auch sie versuchen oft, sich so zu verhalten, wie sie sich eine ideale Ärztin, einen idealen Arzt, eine ideale Krankenschwester, einen idealen Krankenpfleger vorstellen. Diese Vorstellungen werden ebenfalls durch die Medien beeinflußt, aber auch durch komplexer entstandene Idealvorstellungen, die während der Ausbildung vermittelt wurden oder die schon im Vorfeld der Ausbildung zur Berufswahl geführt haben.

Daß es meist nicht möglich ist, Idealvorstellungen zu verwirklichen, vertragen verschiedene Menschen unterschiedlich gut. Manche machen sich Vorwürfe, andere schuldigen die äußeren Verhältnisse an.

Die Beziehungen zwischen dem ärztlichen Personal und den Kranken sind asymmetrischer als die zwischen den Angehörigen des Pflegepersonals und den Kranken. Insgesamt kann man sagen, daß die soziale Distanz zwischen dem ärztlichen Personal und den Patienten größer ist als die Distanz zwischen dem Pflegepersonal und den Patienten. Letztere befinden sich mehr auf einer Ebene von gleich zu gleich.

So kann es sein, daß eine Schwester vom älteren, väterlich wirkenden Patienten von Problemen mit dem Freund erzählt, und es kann sein, daß ein Patient die Schwester darauf anspricht, daß sie müde aussieht oder traurig wirkt. Zu solchen Interaktionen kommt es zwischen dem ärztlichen Personal und den Patienten seltener.

Man kann auch sagen, die Beziehungen des Pflegepersonals zu den Kranken sind familiärer. Sie richten sich oft nach dem Modell einer Krankenpflege in der Familie. Ärztinnen und Ärzte befinden sich mehr in der Position eines außerfamiliären Experten, der nur auf kurze Besuche kommt; das gilt für die ärztliche Tätigkeit in- und außerhalb des Krankenhauses. Die Kontaktzeiten zwischen dem Pflegepersonal und den Kranken sind viel länger.

Man ist auch deshalb vertrauter miteinander und geht vertraulicher miteinander um. Aber auch in der Familie begibt sich der Pflegende oft in eine Autoritätsposition und sagt zum Beispiel: „Jetzt bleibst Du aber im Bett" oder: „Rauch nicht schon wieder, das Rauchen macht Deinen Husten schlimmer, am besten solltest Du es ganz aufgeben. Der Arzt hat es Dir doch verboten." Dabei beruft sich der häuslich Pflegende auf den eigenen gesunden Menschenverstand, die eigenen Erfahrungen mit Krankheiten und Kranken, aber auch auf die Autorität des Arztes, der bestimmte Dinge angeordnet oder verboten hat.

In der Familie sind die Rollen zwischen dem Kranken und dem Pflegenden flexibler als im Krankenhaus. Wer gegenwärtig pflegt, kann ein anderes Mal krank sein und sich pflegen lassen. Eine solche Rollenumkehr kommt im Krankenhaus nur selten vor.

Es kann einmal passieren, daß eine Schwester oder ein Arzt krank wird und auf der gleichen Station im Bett liegt, wo er oder sie sonst arbeitet. Man merkt dann, daß der Rollenwechsel nicht einfach zu bewerkstelligen ist. Ärztinnen und Ärzte, Schwestern und Pfleger gelten mit Recht als schwierige Patienten. Sie wissen über die Tätigkeit des ärztlichen und des Pflegepersonals mehr als der Durchschnittspatient, was die behandelnden und pflegenden Kolleginnen und Kollegen befangen macht. Es ist auch schwer, aus der Rolle des Arztes oder der Schwester in die Rolle des Kranken überzuwechseln, nicht nur auf der eigenen Station.

Eigene Erfahrungen als Patient können aber auch dazu beitragen, die eigene Kompetenz als Ärztin oder Arzt, Schwester oder Pfleger zu verbessern: „Man erlebt, wie es als Patient ist.“ Freilich erlebt man sich nur mit einer bestimmten Krankheit oder nach einem bestimmten Trauma. Es macht ja einen großen Unterschied, ob man nach einem Sportunfall oder zur Entfernung der Appendix ins Krankenhaus gekommen ist und erwartet, völlig beschwerdefrei zu werden, oder ob mit Dauerschäden oder mit einem chronischen Krankheitsverlauf gerechnet werden muß.

Die Tätigkeiten der Ärztinnen und Ärzte, der Schwestern und Pfleger sind heute im Vergleich zu den Verhältnissen vor dreißig oder vierzig Jahren komplizierter. Mit der Spezialisierung der Medizin ging auch eine Spezialisierung der Pfleger einher. Nicht nur die Ärztinnen und Ärzte, sondern auch die Schwestern und Pfleger müssen Techniken erlernen, die nur in **einem** medizinischen Fach gebraucht werden.

In diesem Buch konzentriere ich mich auf das Prinzipielle, ich beschreibe aber auch das Erleben von Patientinnen und Patienten bei häufigen diagnostischen oder pflegerischen Handlungen, zum Beispiel wenn dabei in Körperhöhlen eingedrungen werden muß. Ich gehe zum Beispiel auch auf die Probleme mit dem Helfen und dem Akzeptieren von Hilfe bei intimen Körperverrichtungen, wie dem Absetzen von Stuhl oder Urin, ein.

Wer nur beim Patienten bleibt und sein Handeln so einrichtet, wie er meint, daß der Patient es sich wünscht, schadet ihm unter Umständen. So ist es verständlich, daß ein Patient trinken möchte, wenn er Durst hat. Daß eine Infusion zusammen mit einem Anfeuchten der Lippen und der Mundhöhle nicht das gleiche ist wie trinken und das Trinken auch nicht ersetzen kann und daß man mit dem Patienten fühlt, der nicht trinken darf, sollte nicht dazu führen, daß man einem operierten Patienten zu früh zu trinken gibt. Manche Menschen können ja die innere Spannung nicht aushalten, die entsteht, wenn man mitfühlen kann, wie es dem Patienten geht; wenn man weiß, was er möchte, ihm seinen Wunsch aber dennoch nicht erfüllen darf, weil ihm das mittel- oder langfristig schaden würde.

Menschen, die diese Spannung nicht aushalten können, vermeiden es vielleicht, sich in den Patienten einzufühlen. Der merkt das, und er sieht sich in seinen Wünschen und Bedürfnissen nicht erkannt. Im Umgang mit Kindern ist es ja selbstverständlich, daß man ihre Wünsche zur Kenntnis nimmt und zu verstehen sucht, ohne sie **alle** zu erfüllen. So verweigert man einem Kind vielleicht die dritte Portion Eis, weil man fürchtet, es könnte sich daran den Magen verderben. Hat man es mit einem kranken Erwachsenen zu tun, muß man ihn als Erwachsenen ernst nehmen, sich aber dennoch aufgrund der Dinge, die man weiß und die der Patient nicht weiß oder nicht glauben will, oft gegen diese Wünsche entscheiden. Das ist nicht immer leicht.

Im ärztlichen und im Pflegeberuf kann auf die Dauer nur der für die Patienten und für sich selbst befriedigend arbeiten, der in der Lage ist, sich einzufühlen und dann wieder bei sich zu sein. Menschen, die Gefühle anderer so intensiv empfinden, als wären es die eigenen, halten nicht nur auf einer Intensivstation oder einer onkologischen Station, sondern auch sonst den Umgang mit Leidenden nur kurze Zeit aus. Viele wechseln bald den Beruf oder sie brechen unter der Last des Mitleidens zusammen und werden krank. Manche schotten sich gegenüber den Patienten ganz ab, so als ob zwischen ihnen und den Patienten eine Glaswand wäre. Andere wieder werden zynisch und entwerten die Patienten, weil sie dann durch deren Leiden weniger „angesteckt" werden.

Um sich immer wieder einfühlen zu können, braucht man Sensibilität in Verbindung mit innerer Stabilität und die Fähigkeit, das Mitfühlen und damit auch das Mitleiden zu begrenzen. Ein Hinweis darauf, daß man das kann, ist die Fähigkeit, in der Freizeit das eigene Leben zu genießen, obwohl man sich während der Arbeitszeit von den Patienten anrühren ließ. Anfänger im Beruf müssen das erst lernen. Manche lernen es nicht.

Sich einfühlen kann ein aktives Handeln sein. Man konzentriert sich aktiv auf den Patienten und öffnet sich aktiv dem, was an Signalen von ihm kommt. Wir alle sind aber auch dem direkten Einfluß der Gefühle unserer Mitmenschen ausgesetzt, ohne daß wir das ausdrücklich wollen. Mitleid empfinden wir spontan mit Menschen, die leiden und wir können uns mit Menschen mitfreuen, ohne daß wir uns bemüht haben, das Leid oder die Freude wahrzunehmen.

Verschiedene Menschen sind für das Leid und die Freude anderer Menschen unterschiedlich empfänglich. Manche können gar nicht bei sich sein, sie sind immer nur bei anderen.

Von den Ansprüchen, die sich aus der Vielfalt der Krankheiten und der Kranken ergeben: Ansprüche an das Verstehen, dann aber auch an das Verhalten, retten sich Ärzte und Schwestern oft in Rituale. Man schlägt alles über einen Leisten. Ein Beispiel dafür ist der Umgang mit Diagnosen. Als ich Medizin studierte und zum Arzt ausgebildet wurde (in den fünfziger und sechziger Jahren) hat man eine Krebsdiagnose nicht mitgeteilt, wenn es sich irgend vermeiden ließ. Heute gilt der Grundsatz, daß der Patient voll aufgeklärt werden sollte, und das geschieht oft schonungslos, obwohl man weiß, daß die Lebensqualität mancher Patienten durch die Mitteilung der Diagnose vermindert und sein Leben dadurch sogar verkürzt werden kann. Andere belastet es mehr, wenn sie die Diagnose nicht erfahren, sondern nur erahnen; besonders dann, wenn die Angehörigen Bescheid wissen. Das kann die Kommunikation mit den Angehörigen in hohem Maße behindern.

Am besten wäre es wahrscheinlich, wenn man für jeden Patienten einen optimalen Kompromiß zwischen der, auch gesetzlich verankerten, Aufklärungspflicht und einer Berücksichtigung des Individiums in seiner Belastbarkeit finden könnte. Oft geht es da um die Art und Weise, wie man etwas mitteilt.

Für das medizinische Personal wäre es am **bequemsten,** wenn alle Patienten gleich wären und die gleiche Krankheit hätten. Freilich wäre das auch sehr **langweilig.**

Heutzutage klagt man viel darüber, daß die Medizin immer technischer wird. Man spricht von Maschinen- oder Apparatemedizin. Man sagt: die Bedienung der Apparate erfordert zu viel Zeit, für das Gespräch mit den Patienten bleibt zu wenig. Wenn Ärzte und Pflegepersonal zu wenig Zeit haben, weil sie Apparate bedienen müssen, ist das eine Frage des Stellenplanes. Es handelt sich also nicht um ein prinzipielles, qualitatives, sondern nur um ein quantitatives Problem, zu dessen Lösung mehr Geld, aber keine innere Umstellung erforderlich wäre.

Die Einseitigkeiten der heutigen Medizin werden aber nicht allein durch Geldmangel verursacht. Viele Ärztinnen und Ärzte, Schwestern und Pfleger interessieren sich heute schon mehr für die apparative als für die persönliche Seite der Medizin. Während sich die Ärzte meist nicht dazu drängen, pflegerische Aufgaben zu übernehmen, sehen viele Schwestern und Pfleger es als erstrebenswertes Privileg an, Dinge zu tun, die vor nicht allzulanger Zeit den Ärzten vorbehalten waren. In machen operativen Fächern übernehmen Pfleger unentbehrliche, zentral wichtige technische Aufgaben, zum Beispiel die Bedienung einer Herz-Lungen-Maschine.

Die Tätigkeit der Schwestern und Pfleger wird zunehmend beide Aspekte haben, den persönlichen und pflegerischen **und** den technischen, wie das ja für die Ärztinnen und Ärzte schon lange der Fall ist.

Wir können auf das Technische heute keinesfalls verzichten, wenn wir unseren Patienten die Fortschritte der Medizin zugänglich machen wollen. Für den Arztberuf und auch für den Pflegeberuf benötigt man heute eigentlich eine Doppelbegabung: eine technische und eine psychologische; man könnte auch sagen: eine technische und eine sozialpsychologische Kompetenz. Gleichgewichtige Doppelbegabungen sind selten. Soweit Interessen sich nicht aus einer Begabung ergeben, müssen sie geweckt und gefördert werden, am besten in Zusammenarbeit mit Ärzten aus den psychologisch orientierten Fachgebieten. Solange es solche Lehrangebote noch nicht oder noch nicht genug gibt, möchte ich den Schwestern und Pflegern empfehlen, Pflegerisches zum Gesprächsthema zu machen, wie es in diesem Buch an vielen Stellen angesprochen wird, statt etwa eine selbstgestrickte Psychotherapie an ihren Patienten auszuprobieren. Entsprechend sollten Ärzte ohne eine psychotherapeutische Ausbildung nur solche Gespräche führen, die den Patienten helfen, sich mit Diagnose und Prognose auseinanderzusetzen und den Sinn ärztlicher Anordnungen zu verstehen.

Allgemeine Grundlagen

Gefühle und Verstehen

Auf Menschen, denen es schlecht geht, reagiert man mit Gefühlen. Diese Gefühle können schwer auszuhalten sein. Von eigenen Gefühlen kann man sich in verschiedener Weise entlasten. Man kann sie ausdrücken, über sie sprechen, man kann sie unterdrücken, man kann aber auch versuchen, sie zu verstehen.

Unangenehme Gefühle nehmen in ihrer Intensität oft ab, wenn man ihr Zustandekommen versteht.

Der Verstehensprozeß kann rechtzeitig oder aber zu früh eingeleitet werden. Die Gefühle sind dann noch zu stark. Es sind keine Kräfte frei, die im Prozeß des Verstehens eingesetzt werden können. Alle Kräfte sind darin gebunden, die Gefühle lediglich auszuhalten. Wenn eine Veränderung erhofft wird, so durch Handeln in der Situation. Die Handlungsentwürfe sind aber oft unzweckmäßig. Ein Handlungsentwurf könnte zum Beispiel sein: „Ich lasse mich krankschreiben." oder „Ich wechsele die Stelle oder den Beruf."

Sind die Gefühle sehr stark, verlaufen die Handlungsentwürfe oft nach einem primitiven Angriff/Flucht-Schema.

Außer Flucht oder Angriff fällt den Betreffenden nichts ein. Die Flucht kann dann zu nachteiligen Folgen führen, zum Beispiel zu beruflichen Nachteilen und später zu Selbstvorwürfen. Der Angriff kann unzweckmäßig gezielt und durchgeführt sein, so daß Nachteile entstehen oder sich an der Situation nichts ändert.

Es kommt zu einer emotionalen Entlastung im Augenblick, die Spätfolgen sind aber negativ.

Menschliches Verhalten in Zusammenhängen

Das gleiche Verhalten wird bei Menschen verschiedenen Alters unterschiedlich gedeutet.

Ein junger Mensch, der Dinge vergißt oder liegenläßt, wirkt zerstreut, ein alter Mensch wirkt verwirrt. Einem Professor gesteht man zu, zerstreut zu sein, weil man annimmt, daß er an andere wichtige Dinge denkt. In Alltagsdingen darf er Fehler machen, nicht aber im Rahmen seiner beruflichen Tätigkeit. Gilt ein Professor als Genie, darf er auch schrullig sein, wie das zum Beispiel von *Einstein* berichtet wird. Bei einem Künstler wundert man sich weniger über extravagante oder sonstwie auffällige Kleidung als bei einem Wissenschaftler, außer wenn er eben als Genie gilt, das sich manches herausnehmen kann.

Einstein lief, als er das erste Mal in New York war, in einem auffällig abgetragenen Mantel herum. Als ein Bekannter ihm sagte, er solle sich doch einen neuen Mantel kaufen, sagte er: „Wieso, hier kennt mich doch keiner." Nach einer Woche traf ihn der gleiche Bekannte. Einsteins Bild war unterdessen in allen Zeitungen. Er trug noch den gleichen Mantel. Der Bekannte wiederholte seinen Rat. Darauf Einstein: „Wieso? Hier kennt mich jetzt doch jeder." Einstein wußte, daß sein Mantel abgetragen war; er kümmerte sich aber nicht darum und begründete das in origineller Weise. Ein Wissenschaftler kann aber auch von Problemen gefesselt sein, die ihn zu Hause nicht loslassen und deshalb auf das Alltägliche nicht achten. Von einem Nobelpreisträger für Chemie sagte seine Frau, sie müsse ihn betreuen wie ein Kind: „Wenn ich ihm nicht regelmäßig ein frisches Hemd hinlegen würde, zöge er drei Wochen lang des gleiche an."

Jungen Menschen gesteht man Unvernunft zu, von älteren und alten Menschen erwartet man Vernunft. Es beunruhigt, wenn sich jemand, der so alt ist wie der eigene Vater oder die eigene Mutter, unvernünftig verhält.

Von den Angehörigen mancher Berufsgruppen wie den Ärzten, den Pastoren oder den Lehrern erwartet man ein vorbildliches Verhalten in unterschiedlichen Lebensbereichen. Von einem Pastor oder einem Psychiater wird erwartet, daß er im Umgang mit anderen Menschen immer freundlich zugewandt bleibt. Ein Körperarzt oder ein Lehrer darf eher mal aus der Haut fahren und schimpfen. Von einem Pastor wird in sexuellen Dingen mehr Korrektheit und Moral erwartet als von einem Arzt, selbst dann, wenn der Arzt an einem konfessionellen Krankenhaus arbeitet. Beim Lehrer sind die Anforderungen bezüglich seiner Gerechtigkeit höher als bei einem Pfarrer, dem man eher mal zugesteht, daß er einzelne Gemeindemitglieder vorzieht.

Einem jungen erwachsenen Menschen gesteht man mehr Interesse an Sexualität zu als einem alten Menschen und meist auch einem Kind.

Den veröffentlichten Ergebnissen von Kinderbeobachtungen zum Trotz nehmen auch heute noch viele an, Kinder vor der Pubertät hätten keine Sexualität.

Die Kinder von Pastorinnen und Pastoren leiden oft darunter, daß der Vater oder die Mutter sich zu Hause nicht so verhält, wie sie oder er von der Kanzel predigt. Dem Ansehen eines Industriebosses oder eines Politikers schadet es weniger, wenn er sich scheiden läßt als einem Pastor oder dem englischen Kronprinzen, der ja als König Oberhaupt der anglikanischen Kirche sein wird. Daß es in der Bewertung des Sexualverhaltens von Männern und Frauen selbst heute noch Unterschiede gibt, weiß jeder; ebenso, daß man einer Lehrerin weniger sexuelle Freiheit zugesteht als einer Schauspielerin.

Die vielen Unterschiede in der Bewertung des Verhaltens anderer Menschen sollten der Ärztin und dem Arzt, der Krankenschwester und dem Krankenpfleger immer bewußt sein.

> Wenn jemand sagt: „Ich an seiner Stelle würde...", ist nicht immer klar, ob er meint: „Ich als ich in seiner (oder ihrer) Lebenssituation würde mich so und so verhalten." oder: „Wenn ich er wäre, würde ich mich so verhalten." oder: „Wenn ich in seiner Lebenssituation wäre und den gleichen Beruf hätte, würde ich mich so verhalten."

Die Unterschiede können da sehr groß sein. Es ist oft schon schwer, sich in die Lebenssituation einer oder eines anderen hineinzuversetzen, wenn man sich in der gleichen oder wenigstens einer ähnlichen Situation noch nie befunden hat. Noch schwieriger ist es meist, sich in *die* oder *den* anderen hineinzuversetzen, mit allem Persönlichen, das sie oder er in eine Lebenssituation einbringt und von dem man oft sehr wenig weiß.

Abhängigkeit und Selbständigkeit

Abhängigkeit wird unterschiedlich erlebt. Manche Menschen genießen während einer Krankheit die intensive Zuwendung durch die Betreuer. Findet die Pflege zu Hause statt, ist der Kranke wegen der Pflege vielleicht länger mit einem ihm wichtigen Menschen zusammen als sonst. Aber auch bei einem Krankenhausaufenthalt kann ein vereinsamter Mensch den Umgang mit den Betreuern genießen.

Wenn man Menschen, die das Betreutwerden im Krankenhaus offensichtlich genießen, nach ihrer Arbeit und ihren Beziehungen fragt, erfährt man vielleicht, daß sie viel arbeiten und viel für andere tun und es nun genießen, selbst einmal Objekt von Fürsorge und Zuwendung zu sein.

> Menschen, die einsam sind, können sich Zuwendung oft nur über Krankheit verschaffen. Eine vereinsamte alte Frau oder ein vereinsamter alter Mann lebt auf, wenn man sie oder ihn zu einem Kuraufenthalt verschickt, wo sie als Patienten wichtig und ernst genommen und mit Bädern, Massagen und Diät versorgt werden.

Für solche Menschen bedeutet Diät unter Umständen etwas sehr Positives, weil eine Diät ja sorgfältig bemessen und zubereitet wird. Der eingeschränkte Genuß beim Essen wird durch die Zuwendung, die in der sorgfältigen und überlegten Zubereitung liegt, mehr als aufgewogen.

Andere Menschen wieder können es schwer ertragen, versorgt zu werden. Die Notwendigkeit, sich versorgen zu lassen, erleben sie als Einschränkung ihrer Autonomie.

Es ist ihnen unerträglich, daß sie nicht alles, was sie brauchen, selbst für sich tun können. Das kann soweit gehen, daß sie zum Beispiel eine Kur abbrechen, weil sie das Betreutwerden gerade nicht genießen können, sondern es nur unter dem Aspekt der Abhängigkeit sehen.

Je stärker die Selbständigkeit solcher Patienten eingeschränkt ist, um so mehr leiden sie.

Manchmal sind extrem nach Unabhängigkeit strebende Patienten beim Pflegepersonal und bei Ärzten sehr beliebt, weil sie danach streben, bald wieder gesund und damit auch selbständiger zu werden und alles dafür tun, was sie können, zum Beispiel wenn es um krankengymnastische Maßnahmen geht. Andererseits überfordern sie sich aber leicht, was ihren Gesundungsprozeß zurückwerfen kann.

Daß sie beim Wasserlassen und beim Stuhlgang die Hilfe des Pflegepersonals in Anspruch nehmen müssen, ist vielen Patienten nicht nur deshalb unangenehm, weil sie es als peinlich erleben, sondern auch, weil das für sie Abhängigkeit bedeutet.

Einen Wunsch nach Freiheit und den Wunsch nach Unabhängigkeit sollte man versuchen auseinanderzuhalten.

Unabhängigkeit bedeutet: leben können ohne auf andere angewiesen zu sein. Freiheit bedeutet, das tun zu können, was man möchte.

Jemand, der lebt, ohne von anderen betreut werden zu müssen, kann sich unabhängig fühlen; zum Beispiel dann, wenn er durch Arbeit das Existenzminimum verdienen kann. Deshalb ist er aber noch nicht frei. Der Mangel an Geld kann ihn zum Beispiel daran hindern, Dinge zu kaufen oder Reisen zu tun, die er gerne möchte. Das gilt für Länder mit einem kapitalistischer Wirtschaftssystem. In einer Diktatur mit Einschränkungen des Reisens, wie in der ehemaligen DDR, haben sich sicher nicht alle Menschen abhängig gefühlt. Viele hatten das Gefühl, selbst für ihren Lebensunterhalt aufzukommen und insofern niemandem etwas schuldig zu sein. *Frei* waren sie aber nicht, weil sie gewisse Dinge nicht sagen durften und weil sie nicht nicht reisen durften. Nach der Vereinigung fühlen sich jetzt viele wieder freier, weil sie reisen dürfen. Viele Menschen können allerdings nicht reisen, weil sie nicht genug Geld verdienen. Die Arbeitsplätze sind knapp geworden und das erzeugt ein Gefühl der Abhängigkeit von denen, die Geld investieren oder Investitionen zurückhalten. Man bezieht Arbeitslosengeld oder Arbeitslosen*hilfe* oder Sozial*hilfe*. Das Gefühl, weder durch Wohlverhalten noch durch Leistung aus dieser Abhängigkeit herauskommen zu können, erzeugt ein Gefühl der Ohnmacht.

Menschen unterscheiden sich auch an gesunden Tagen bezüglich ihrer Selbständigkeit. Männer legen im Durchschnitt mehr Wert darauf als Frauen, allein zurechtzukommen. Wie Untersuchungen in Amerika (Lit. bei Tannen 1993) gezeigt haben, richten sich die meisten Männer, die in einer fremden Stadt zurechtkommen wollen, lieber nach einem Stadtplan, als nach dem Weg zu fragen, während die meisten Frauen lieber nach dem Weg fragen, als sich nach einem Stadtplan zu richten. Damit nehmen sie die Hilfe einer anderen Person in Anspruch.

Bei Aufgaben, die mehrere Leute erfordern, ist es für Männer im Durchschnitt wichtiger als für Frauen, daß eine klare Hierarchie hergestellt wird und eine bestimmte Person die Endverantwortung übernimmt, während Frauen im Durchschnitt eher dazu neigen, ein Problem kooperativ anzugehen. Oft scheuen sie eine Position mit Endverantwortung nicht deshalb, weil sie sich in dieser Position überfordert fühlen würden, sondern deshalb, weil sich der Endverantwortliche, der auch Anweisungen gibt, unbeliebt machen kann. Männer erwarten, daß Leistung ihnen Sympathien einbringt, Frauen erwarten eher, daß ihre Persönlichkeitseigenschaften ihnen Sympathien einbringen.

Dieses bei Männern und Frauen unterschiedliche Verhalten entspricht natürlich den in unserer Gesellschaft immer noch gängigen Geschlechterstereotypen. Es kann aber durchaus sein, daß der Charakter der einzelnen Personen unabhängig vom Geschlecht bewirkt, daß sie mehr Selbständigkeit oder mehr Abhängigkeit von sich fordern oder bei sich zulassen, so daß sich bei entsprechenden Untersuchungen die Kollektive von Männern und Frauen in der Regel überschneiden.

Man kann deshalb nicht einfach sagen, daß Selbständigkeit oder Abhängigkeit zu den Geschlechtseigenschaften gehören. Vielleicht hat es aber etwas mit der unterschiedlichen Bewertung von Selbständigkeit durch Männer und Frauen zu tun, daß Schwestern und Pfleger immer wieder sagen, sie fänden die Arbeit auf einer Männerstation leichter als auf einer Frauenstation, die Frauen ließen sich mehr „bedienen".

Diese Beobachtung scheint aber seltener zu werden; vielleicht gleichen sich auch hier die Geschlechter immer mehr an.

Eine Erkrankung kann Wünsche nach Abhängigkeit, aber auch verstärkte Wünsche nach Selbständigkeit hervorrufen.

Wird eine Leistungsminderung sehr gefürchtet, kann sie geleugnet werden. Der Betreffende betont dann in seinem Verhalten, daß er nicht auf andere angewiesen sei. Umgekehrt kann ein Sich-abhängig-Machen, das auch mit einer Delegation von Verantwortung verbunden ist, als die beste Lösung der Probleme erscheinen, die eine Leistungsminderung mit sich bringt. Ist für einen Menschen Erwachsensein stark mit der Fähigkeit verbunden, etwas zu leisten, kann er sich, wenn die Leistungsfähigkeit eingeschränkt ist, nicht nur schwächer, sondern auch kindlicher fühlen und dann auch kindlicher verhalten als es dem Erwachsenenstatus entspricht. Man nennt das Regression, die bei fast allen Schwerkranken eintritt. Bei leichter Kranken variiert das Ausmaß der Regression von Patient zu Patient sehr stark.

Das macht es dem Pflegepersonal und natürlich auch den Ärzten, die zum Beispiel über die Dauer eines Krankenhausaufenthaltes eines Patienten bestimmen, natürlich nicht leichter, die tatsächliche Belastbarkeit einzuschätzen: Sie hängt nicht in einfacher und direkter Weise mit der Art und Schwere der Erkrankung zusammen. Nicht nur die tatsächliche körperliche Behinderung spielt hier eine Rolle, sondern auch das durch die Behinderung ausgelöste Erleben. Dieses Erleben ist als psychische Realität ernst zu nehmen. Ein unterschiedliches Krankheitserleben kann die verschiedensten Ursachen haben. Erfahrungen in der Ursprungsfamilie spielen eine Rolle, die Art des Berufes und die Position im Beruf (es gibt Berufe, die besonders viel Selbständigkeit fordern, daß die Selbständigkeit jemand mitbringen muß, der in diesen Beruf geht, wo die dann aber auch noch weiter trainiert wird), der seelische und körperliche Zustand vor Beginn der Erkrankung, die weiteren Lebensperspektiven und insbesondere auch die Dauer der Krankheit.

Manchen Menschen gelingt es, die durch die Krankheit bedingten Einschränkungen der Leistungsfähigkeit nicht zur Kenntnis zu nehmen oder sie als unwichtig zu erleben.

Solche Patienten können dann entweder besonderen Wert auf eine weiterhin bestehende Leistungsfähigkeit legen oder aber die vorübergehende Abhängigkeit genießen, die eine Krankheit mit sich bringt, indem sie sich „verwöhnen“ lassen.

Werden die Auswirkungen der Krankheit überschätzt, kommt es oft zur Resignation oder aber zu einem trotzigen „Dennoch“, wobei das eigene Befinden dann weniger hoch bewertet wird als der Eindruck, den man auf andere macht.

Ob und in welcher Situation jemand mehr zur Aktivität oder Passivität neigt, spielt nicht nur bei der Rehabilitation körperlich Kranker eine Rolle, sondern auch schon bei deren Pflege im Akutkrankenhaus.

Den Schwierigkeiten, die individuelle Lage eines Patienten einzuschätzen, begegnen ärztliches und Pflegepersonal nicht selten damit, daß Patienten mit einem bestimmten Krankheitsbild ein bestimmtes Maß an Zuwendung zugestanden wird, das ungefähr dem Mittelwert der Erfahrungen entspricht.

In US-amerikanischen Krankenhäusern neigt man im Durchschnitt mehr als in Deutschland dazu, die pflegerische Hilfe als Hilfe zur Selbsthilfe zu betrachten, was unter anderem auch einen Einfluß auf die Aufenthaltsdauer der Patienten hat.

Die Erfahrungen während der akuten Phase einer Krankheit haben auch einen wesentlichen Einfluß darauf, welches Maß an Selbständigkeit ein Patient sich künftig zutraut und welches Maß an Hilfe von anderen er künftig brauchen wird.

Was für einen jeden Patienten das Optimale an Selbständigkeit ist, hängt nicht nur von den Behinderungen durch eine Erkrankung und der mit der Erkrankung verbundenen Gefährdung ab, zum Beispiel bei einer Koronarsklerose, sondern auch von der Charakterstruktur, der Lebenssituation und den bisherigen Lebenserfahrungen eines Patienten. Wahrscheinlich wäre es am besten, wenn das Pflegepersonal in den Krankenhäusern ein Mehr an Selbständigkeit von den Patienten fordern würde, gleichzeitig aber auch ein Mehr an emotionaler Zuwendung geben könnte, was den Patienten zeigen würde, daß man sie als kranke Menschen akzeptiert und versteht, ihnen gleichzeitig aber helfen möchte, allein zurechtzukommen, weil zu erwarten ist, daß sie sich besser fühlen, wenn sie das können. Umgekehrt müssen manche Patienten in ihrem Selbständigkeitsdrang gebremst werden, zum Beispiel nach einem Herzinfarkt. Patienten mit einem großen Drang zur Selbständigkeit neigen dazu, emotionale Angebote zurückzuweisen; besonders dann, wenn es sich um pseudoselbständige Menschen handelt, die nur deshalb so selbständig sein müssen, weil sie große Angst vor Abhängigkeit haben und diese insgeheim sehr wünschen.

Hier das richtige Maß zwischen einem emotionalen Angebot zu finden, das den Patienten ängstigt, und einem Zuwenig an emotionalem Angebot, ist oft eine schwierige Aufgabe.

Die Klingel

Die Klingel, mit der Patienten eine Schwester oder einen Pfleger herbeiklingeln, spielt im Stationsalltag eine große Rolle. Bei der Übergabe gilt es oft als eine wichtige Information, wie häufig der Patient klingelt, ob er das angemessen häufig oder zu häufig tut, vielleicht auch zu selten, so daß man selbst aktiv nach ihm schauen muß; sei es, daß der Patient zeitweilig vielleicht nicht in der Lage ist zu klingeln, sei es, daß er sich scheut, es zu tun. Ein „guter" Patient klingelt „richtig"; nur wenn es notwendig ist, aber dann zuverlässig. Patienten in Einzelzimmern brauchen häufig eine Sitzwache; nicht nur wegen der Schwere ihrer Krankheit allein, die vielleicht dazu geführt hat, daß sie im Einzelzimmer liegen, sondern eben auch deshalb, weil kein anderer Patient auf sie aufpassen und so eine wesentliche Funktion einer Sitzwache mit übernehmen kann. Die Mehrbettzimmer früherer Zeit hatten den Vorteil, daß fast immer ein Patient auf dem Zimmer war, der das Bett verlassen und kleine Handreichungen machen oder eben klingeln konnte.

Das Klingeln der Patienten ist häufig Grund für Ärger. Diesen Ärger möchte ich hier untersuchen. Schwestern und Pfleger ärgern sich, wenn Patienten oft klingeln, und die Patienten ärgern sich, wenn die Schwestern zu spät kommen.

Daß Schwestern spät kommen, kann damit zusammenhängen, daß sie schlicht überlastet sind, aber auch damit, daß ihnen ein Patient unsympathisch ist und sie den Zeitpunkt hinauszögern möchten, zu dem sie das Zimmer betreten, wo der Patient liegt. Hier kann es sich um eine allgemeine Antipathie handeln, die sich auch auf das sonstige Verhalten des Patienten oder vielleicht auch nur auf sein Aussehen bezieht. Das Klingeln selbst kann aber für sich allein zum Ärger und schließlich auch zur Antipathie führen; zum Beispiel dann, wenn ein Patient Angst hat, allein zu sein und er die Schwester oder den Pfleger nur unter einem Vorwand herbeiklingelt.

Für den, der noch nie schwer krank war, ist es auch oft schwer, sich in einen bettlägerigen Patienten hineinzuversetzen, der das Bett nicht verlassen kann, auch wenn er möchte: entweder, weil die Krankheit das verhindert oder weil es ihm verboten wurde. Es kann sehr unangenehm sein, stillzuliegen.

Der Patient klingelt dann, damit man seine Lage im Bett verändert oder das Bett anders einstellt. Solche Patienten haben in den aufliegenden Körperpartien, aber auch dort, wo nur das Bettzeug dem Körper aufliegt, oft Mißempfindungen, manchmal sogar Schmerzen. Geht der Schmerz in Gefühllosigkeit über, besteht die Gefahr eines Dekubitus. Aber schon das Einhalten einer bestimmten Positition kann sehr unangenehm sein. Normalerweise ändert man seine Körperposition häufig, zumindest ein bißchen.

Schlimm bei längerer Krankheit kann die Langeweile sein, vor allem im Einzelzimmer.

Ich empfehle jeder Ärztin und jedem Arzt, jeder Schwester und jedem Pfleger, einmal einen Sonntag lang im Bett zu liegen *und nichts zu tun,* weder zu lesen noch Radio zu hören noch Fernsehen zu gucken. Viele werden das nicht einmal einen Tag lang aushalten. Die Langeweile wird unerträglich. Selbst wenn das Radiohören erlaubt ist, in manchen Krankenhäusern per Kopfhörer und selbst wenn man im Krankenzimmer fernsehen darf, wie in vielen Krankenhäusern in den USA, wo Fernseher oben an den Zimmerwänden angebracht sind: die Langeweile kann dennoch quälend sein. Sie ist besonders quälend für Leute, die nicht gewohnt sind zu lesen. Die meisten Berichte über ein langes Krankenlager in der schönen Literatur sind von Leuten verfaßt, die schrieben und dann wohl auch gerne lasen.

Der Gedanke, auf ein Läuten hin „springen" zu müssen, ist vielen Angehörigen des Pflegepersonals unangenehm. Sie fühlen sich wie ein Dienstpersonal der Patienten. In Häusern mit

Dienstpersonal wird ja auch nach dem Personal geläutet, wenn man es braucht. Wenn ein Patient läutet, muß die Schwester oder der Pfleger hingehen, um zu sehen, was los ist. Das Läuten des Patienten darf nicht ignoriert werden, auch wenn es noch so wahrscheinlich ist, daß der Patient „eigentlich nicht zu läuten bräuchte".

An das Läuten knüpfen sich viele Versuche des Pflegepersonals, Patienten zu „erziehen" was dann oft auf den Widerstand der Patienten stößt und zu Auseinandersetzungen führt.

> „Erziehungsversuche" ohne zutreffende Informationen über das Befinden und Erleben des Patienten schlagen meist fehl.

> Insgesamt kann man sagen: An den Reklamationen auf das Klingeln einer Patientin oder eines Patienten läßt sich viel über die Beziehung zu ihr oder ihm ablesen.

Liebe, Macht und Bewunderung

In Beziehungen streben Menschen nach Liebe, oder sie wollen wenigstens sympathisch gefunden werden. Sie streben nach Macht oder wollen wenigstens Einfluß haben. Sie wollen bewundert oder wenigstens anerkannt werden.

> Wieviel Liebe, Macht und Bewunderung jemand in der Beziehung zu einer bestimmten Person anstrebt, hängt von seiner Persönlichkeitsstruktur und von den Beziehungen ab, die er außerdem noch hat.

Die Persönlichkeitsstruktur bestimmt das Grundbedürfnis nach Liebe, Macht und Bewunderung. Wird ein Grundbedürfnis in der einen Beziehung befriedigt, kann in der anderen darauf eher verzichtet werden. Manche Menschen sind allerdings in bezug auf ihre Grundbedürfnisse unersättlich.

Die Grundbedürfnisse treten nicht immer klar, deutlich und unverstellt auf.

Manche Menschen fürchten, ihre Bedürfnisse würden gerade dann nicht befriedigt, wenn sie sie klar äußern.

Das ist zum Beispiel oft bei Bewunderung der Fall. Manche Menschen geben sich übertrieben bescheiden und provozieren so Komplimente („fishing for compliments"). Macht oder Einfluß werden oft verdeckt angestrebt. Auch der Wunsch, geliebt zu werden, wird oft sehr verdeckt geäußert. Manche Menschen erwarten materielle Dinge als Zeichen der Liebe oder bieten Materielles an, weil sie ihre Liebe nicht direkt ausdrücken können. Andere bieten Arbeit an: sie tun viel für andere, um geliebt oder wenigstens sympathisch gefunden zu werden.

Menschen streben auch nach Sicherheit. Sie finden Sicherheit in vertrauten Beziehungen.

Viele Menschen nehmen in Beziehungen Nachteile in Kauf, um nicht verlassen zu werden.

Sie fürchten dann, allein zu bleiben, weil sie sich, zu Recht oder zu Unrecht, nicht zutrauen, eine neue Beziehung anknüpfen zu können. Das Vertrautsein mit einem Menschen hat in sich einen Wert und es stabilisiert viele Beziehungen. Der Wunsch, Vertrautes zu behalten, kann sehr groß sein. Dann werden vielleicht wichtige Entwicklungsschritte nicht vollzogen, zum Beispiel aus der Ursprungsfamilie hinaus und auf einen Lebenspartner zu.

Kranke sind in ihrem Streben nach Liebe, Macht und Anerkennung bezüglich des Erreichbaren oft eingeschränkt.

Durch besondere Begabungen und Fähigkeiten können selbst schwere Einschränkungen ausgeglichen werden, zum Beispiel im Falle des berühmten schwer körperbehinderten Physikers *Hawkins*. Dieser Physiker kann seine Arbeit tun, obwohl er in einem Rollstuhl sitzt und sich wegen seiner Muskelerkrankung nur mit Hilfe technischer Mittel verständigen kann. Die meisten

Berufe, aus denen die Menschen Anerkennung beziehen, könnten von einem Menschen, der so krank ist wie Hawkins, aber nicht ausgeübt werden. Die Belastung durch die Krankheit macht viele, vor allem auch chronisch Kranke, ungeduldig und unleidlich. Das erschwert es den Menschen, die mit ihnen umgehen, sie zu mögen.

Kranke fühlen sich oft macht- und hilflos. Wenn ein Patient häufiger klingelt als er vielleicht müßte, möchte er vielleicht etwas gegen sein Gefühl der Ohnmacht tun.

Er kann durch das Klingeln bewirken, daß jemand kommt. Insofern hat er also noch Einfluß oder Macht (vgl. auch den Abschnitt über „Die Klingel").

Kranke sind oft sehr verunsichert. Manche fürchten um ihr Leben; andere können den Gedanken, ihr Leben könne gefährdet sein, nicht aushalten und tun so, als gäbe es die Gefahr nicht. Falls es sich um eine Krankheit handelt, die voraussichtlich bestehen bleiben wird, fürchten sie, ihre soziale Position in der Familie, am Arbeitsplatz und unter Freunden und Bekannten nicht halten zu können. Wenigstens im Krankenhaus möchten sie dann, in ihrer Rolle als Patient, wichtig sein. Andere resignieren und sagen vielleicht, es lohne sich nicht, wenn man sich um sie bemüht.

Auch Ärztinnen und Ärzte, Schwestern und Pfleger suchen Liebe, Macht, Anerkennung und Sicherheit.

Wie die Patienten suchen sie die in privaten und in beruflichen Beziehungen. Wie die Patienten, unterscheiden sie sich bezüglich des Stellenwertes, den Liebe und Macht, Anerkennung und Sicherheit für sie haben, und wie diese suchen sie Defizite in den privaten Beziehungen im Beruf auszugleichen und umgekehrt. Den Patienten gegenüber sind sie Helfer.

Als Helfer stehen sie unter dem doppelten Druck der Helferrolle: des Bildes, das sie davon haben, wie sie als Helfer sein müßten und der Erwartungen der Patienten an sie als Helfer.

Ihre, oft sehr anspruchsvolle, Vorstellung von der Rolle des gütigen Helfers bringt sie in Konflikte mit den Erwartungen der Patienten; zum Beispiel, wenn sie denen etwas abschlagen müssen. Die Erwartungen mancher Patienten wirken in ihrer Qualität unvernünftig („Ich möchte schon aufstehen" wenn Bettruhe angeordnet ist) oder sie sind unmäßig, so daß sie gar nicht erfüllt werden können, wenn die anderen Patienten nicht zu kurz kommen sollen; zum Beispiel, wenn ein geängstigter Patient immer wieder Gespräche mit einer Schwester oder einem Arzt sucht. Die Patienten sind natürlich nicht zufrieden und dankbar, wenn sie etwas, das sie sich dringend wünschen, nicht bekommen. Am besten würde es den Ärztinnen und Ärzten, den Schwestern und Pflegern in den Beziehungen zu den Patienten dann gehen, wenn alle Patientinnen und Patienten sie sympathisch fänden (ohne sich zu verlieben, was eher Probleme schafft), allen ärztlichen und pflegerischen Anordnungen Folge leisten und die geleistete Arbeit immer anerkennen würden. Das ist natürlich nicht der Fall; aus Gründen, die in diesem Buch an vielen Stellen erörtert werden.

Angehörige des medizinischen Personals können hoffen, daß Patienten Defizite aus den privaten Beziehungen auffüllen. Werden sie nicht geliebt, in ihrer überlegenen Position nicht akzeptiert, und werden sie nicht wegen ihrer beruflichen Kompetenz und ihres Einsatzes bewundert, reagieren solche Ärztinnen und Ärzte, Schwestern und Pfleger oft überempfindlich.

Wie unter den Patienten, gibt es auch beim medizinischen Personal Menschen, die bezüglich Liebe, Macht und Anerkennung unersättlich sind oder die ein übersteigertes Sicherheitsbedürfnis haben. Das äußert sich dann nicht nur im Beruf, sondern auch in den privaten Beziehungen. Die übersteigerten Erwartungen, zum Beispiel eben an die Patienten, können dann nicht dadurch gemindert werden, daß Beziehungswünsche im Privatleben Erfüllung finden: daß sie Erfüllung finden, ist einfach nicht möglich. Im Gegenteil: übersteigerte Wünsche in Beziehungen führen oft zur Ablehnung von seiten der Menschen, an die sie gerichtet werden, bis hin zum Beziehungsabbruch. Der Patient in einem Krankenhaus kann die Beziehung zu einer Ärztin oder einem Arzt, einer Schwester oder einem Pfleger nicht abbrechen, er ist auf sie angewiesen. Auch deshalb ist es zu fordern, daß die Angehörigen des medizinischen Personals die Qualitäten und das Ausmaß ihrer Beziehungswünsche an Patienten hinterfragen.

Neid

Man ist auf einen andern neidisch, wenn man haben möchte, was dieser andere hat: materielle Güter, Talente, Gesundheit. Man kann jemanden um seine Fähigkeit beneiden, produktiv zu arbeiten, oder um die Freizeit, die er hat. In einer Fernsehdiskussion sagte der Psychoanalytiker Lukas Möller nach der Vereinigung beider Teile Deutschlands, im Westen habe man bisher in der „Fülle der Güter" gelebt, im Osten in der „Fülle der Zeit".

Daß Neid als eine der sieben Todsünden bezeichnet wurde, hat den Umgang mit diesem Gefühl sicher nicht erleichtert. Ich selbst sehe Neid nicht als eine „Sünde" an, sondern als ein gesundes Gefühl, das auftritt, wenn jemand etwas hat, was man selbst gerne haben möchte.

Es gibt nicht nur destruktiven Neid, der dazu führt, daß man zerstören möchte, was der andere hat, sondern auch konstruktiven Neid, der dazu führt, daß man sich bemüht, das auch zu bekommen, was der andere hat.

Wie es es nun mit Gesundheit? Wer einen anderen um Gesundheit beneidet, kann selbst etwas dazu tun, wieder gesund zu werden, indem er am Gesundungsprozeß aktiv mitarbeitet und ärztlichen und pflegerischen Anordnungen folgt – durchaus nicht ohne sie kritisch zu überprüfen, wenn er Zweifel daran hat, daß sie zweckmäßig sind. Es gibt aber viele Menschen, die krank sind und sicher nicht wieder gesund werden.

Kranke werden Gesunde besonders dann um ihre Gesundheit beneiden, wenn sie keine Möglichkeit sehen, Gesundheit wieder zu erlangen.

Gesundheit äußert sich unter anderem in Arbeitsfähigkeit und in Genußfähigkeit. Im Krankenhaus gibt es auch Patienten, die arbeitsfähig sind. Das sind zum Beispiel Patienten mit unklaren Krankheitsbildern, die man zur Diagnostik aufgenommen hat und deren Beschwerden nicht so groß sind, daß sie nicht arbeiten könnten. Aber auch solche Patienten sind oft nicht voll leistungsfähig und auch nicht voll genußfähig.

> Das medizinische Personal: Ärztinnen und Ärzte, Schwestern und Pfleger, kennt der Patient nur im Zustand der Arbeitsfähigkeit. Ist die Arbeitsfähigkeit eingeschränkt, wird das dem Patienten gegenüber meist verborgen. Im Krankenhaus stehen sich so die Welt der Patienten, die in ihrer Arbeits- und Genußfähigkeit eingeschränkt sind und die Welt des medizinischen Personals, das offensichtlich arbeiten kann und dementsprechend als gesund eingeschätzt wird, gegenüber. Da kommt Neid auf: Neid auf Gesundheit, Genußfähigkeit, Leistungsfähigkeit.

Solcher Neid ist in seiner Intensität manchmal ähnlich groß wie der Neid von Gefängnisinsassen auf die Freiheit eines Psychologen oder Sozialarbeiters, der ins Gefängnis kommt, um zu helfen, dann aber das Gefängnis verläßt und sein Privatleben führt. *Im Gefängnis ihrer Krankheit hadern Patienten mit ihrem Schicksal und sie beneiden die von Krankheit Freien.*

Da Neid in unserer Gesellschaft, unter anderem aufgrund der negativen Bewertung, die er in den christlichen Religionen erfährt, zu den tabuisiertesten Gefühlen gehört, wird er von denen, die ihn empfinden müßten, unterdrückt und oft nicht wahrgenommen. Eher wird zugelassen, daß Neid in resignierte Traurigkeit gewandet auftritt, zum Beispiel, wenn ein Patient sagt: „Ach, Schwester, ich möchte doch gerne wieder so jung und gesund sein wie Sie“ oder: „Jung und gesund wie Sie sind, haben Sie es halt besser. Ich muß mich mit meiner Lage abfinden“.

Der brennende, aggressive Neid scheint im Krankenhaus keinen Platz zu haben. Dennoch bestimmt er sicher mit den Umgang zwischen Patientinnen und Patienten auf der einen Seite,

Ärztinnen und Ärzten, Schwestern und Pflegern auf der anderen Seite.

> Die Frage: „Warum ich und nicht Du?" die sich Sterbende stellen, stellen sich auch Menschen, die krank, aber nicht zum Tode krank sind.

Tatsächlich scheint das Schicksal seine Würfel willkürlich zu werfen, die Chancen willkürlich und unvorhersehbar zu verteilen. Ein alter Mensch muß damit rechnen und es einsehen, daß er eben nicht mehr so gesund und vital ist wie ein junger. Man könnte meinen, daß alte Menschen sich deshalb mit ihrer Lage abfinden; eben weil sie sich vernünftigerweise damit abfinden *müßten.* Das ist aber nicht so, denn in vielen von uns, vielleicht in den meisten und möglicherweise in allen gibt es die Vorstellung, eigentlich müsse man, da man ja nun einmal geboren sei, auch ewig leben und ewig gesund bleiben; man habe durch seine Existenz gleichsam das Anrecht auf Gesundheit und ewiges Leben erworben. Das wird natürlich nicht ausgesprochen und nicht einmal gedacht, weil diese Vorstellungen und Wünsche einer Prüfung durch den Verstand nicht standhalten konnten. Das Ergebnis einer solchen Prüfung könnte nur sein, daß sie unhaltbar sind. Dennoch sind derlei Vorstellungen und Wünsche im geheimen vorhanden.

Natürlich ist der Neid jung Erkrankter, zum Beispiel der Neid einer dreißigjährigen Frau mit einem Mammakarzinom, der Neid eines dreißigjährigen Mannes mit einem Hodenkarzinom auf die Menschen, die gesund sind und voraussichtlich lange Zeit unversehrt weiterleben werden, noch brisanter. Vielleicht muß er deshalb auch noch mehr unterdrückt werden. Der Kranke ist hier der Arme, der Gesunde ist der Reiche.

> Daß die Armen die Reichen beneiden, wird ihnen zugestanden. Daß der Kranke den Gesunden beneidet, wird oft weniger leicht akzeptiert.

Mit dem Neid anderer ist schwer umzugehen. Da er oft verdeckt ist, müßte man ihn erst ans Tageslicht bringen, ehe man direkt mit ihm umgehen könnte. Die Aufgabe von Ärztinnen und Ärzten, Schwestern und Pflegern auf einer körpermedizinischen Station kann das nicht sein. Den Umgang mit Kranken erleichtert es aber, wenn man an die Möglichkeit von Neid denkt und Äußerungen des Patienten, die man irgendwie als unangenehm empfindet, daraufhin ansieht, ob sie nicht durch Neid motiviert sein könnten.

Neid spielt natürlich auch in einem medizinischen Team eine Rolle. Macht, Einfluß, Geltung, Bezahlung, Karrierechancen anderer Teammitglieder können Neid auslösen.

Die Schwesternhelferin beneidet die Schwester oder die Schwesterschülerin, die einmal Schwester werden wird. Schwestern und Pfleger beneiden den Arzt, der über mehr Prestige, Einfluß und Geld verfügt als sie selbst. Solche Ärztinnen und Ärzte, die unter ihrer Verantwortung leiden, beneiden Schwestern und Pfleger darum, daß sie weniger entscheiden müssen. Ärztinnen und Ärzte beneiden Schwestern und Pfleger um den längeren persönlicheren Kontakt mit Patientinnen und Patienten, Schwestern und Pfleger beneiden Ärztinnen und Ärzte um die Möglichkeit, sich von Patienten zurückzuziehen, wenn das Persönliche ihnen zuviel wird. Wie ich schon dargelegt habe, beneiden Patienten das medizinische Personal um Gesundheit und Leistungsfähigkeit, auch um eine Genußfähigkeit, die man mit Arbeit- und Leistungsfähigkeit zusammenbringt. Schwestern und Pfleger, Ärztinnen und Ärzte können Patienten darum beneiden, daß sie im Bett liegen und sich pflegen lassen, während man selbst doch arbeiten muß. Sie beneiden die Patienten auch darum, daß sie die Verantwortung für sich selbst abgeben können, während Schwestern und Pfleger, Ärztinnen und Ärzte soviel Verantwortung tragen; nicht nur für sich selbst, sondern auch für andere.

Welche Rolle eigener Neid spielt und wie mit ihm umgegangen wird, ist zwischen verschiedenen Menschen verschieden.

Für Ärztinnen und Ärzte, für Schwestern und Pfleger ist es sicher nützlich sich zu fragen, welche Rolle Neid im eigenen Leben spielt und wie man mit ihm umgeht.

Zuzugeben und zuzulassen, daß man selbst auch Neid empfindet, ist sicher eine der Voraussetzungen dafür, mit dem Neid von Patientinnen und Patienten umgehen zu lernen.

Neid kann man sich aber auch einreden. Wer sich selbst nicht zutraut, ein produktives, lebenswertes Leben zu leben, glaubt oft, daß er bestimmte Chancen nicht hatte oder hat. Hätte er die nur, käme er viel besser zurecht; ja, er würde ganz groß rauskommen. Ein solcher Mensch beschäftigt sich mit dem, was andere haben, um sich selbst nicht prüfen zu müssen und dann vielleicht zu erkennen, daß ihm etwas anderes fehlt als die Chancen, um die er andere beneidet; etwa, daß ihm die nötige Begabung fehlt, während er andere um die Möglichkeit beneidet, eine bestimmte Ausbildung zu machen oder um eine Ausbildung, die sie schon gemacht haben.

Solcher Neid, der sich nicht auf das richtet, was einem wirklich fehlt, spielt im medizinischen Team eine Rolle, weniger im Umgang mit Patienten. Es wirkt sich aber auf den Umgang mit den Patienten aus, ob jemand ehrlich zu sich selbst ist. Wer zu sich selbst nicht ehrlich ist, und sich statt mit eigenen Problemen und Begrenzungen mit Scheinproblemen beschäftigt, wird vielleicht auch gegenüber anderen Menschen, mit denen er beruflich umgeht, nicht ehrlich sein.

Der intensive Neid, den man empfinden kann, ist vielleicht der Neid eines Sterbenden, der sich auf die Überlebenden richtet.

> Nicht alle Sterbenden beneiden aber die Überlebenden. Ist der Sterbende alt, hat er sich von der Welt oft schon distanziert und findet sie nicht mehr attraktiv. Damit verliert auch das Leben anderer an Attraktivität.

Den intensivsten Neid dürften wohl junge Menschen empfinden, die sterben müssen: Einen Neid von unerträglicher Intensität, mit dem wohl nur so umgegangen werden kann, daß der Sterbende entweder das Schöne am Leben entwertet oder, indem er den Neid unterdrückt, wie es ja mit vielen Gefühlen geschieht, die Menschen nicht aushalten können.

Auch Eifersucht kommt in Krankenhäusern vor. *Neid bezieht sich auf eine andere Person: Man beneidet jemanden um etwas, das der hat. Eifersucht findet zwischen drei oder mehr Personen statt.* Ein Mensch ist eifersüchtig, weil sich jemand, der ihm wichtig ist, anderen Menschen zuwendet. Es leuchtet unmittelbar ein, daß so etwas in einem Krankenhaus vorkommen kann, wo eine Ärztin oder ein Arzt, eine Schwester oder ein Pfleger es ja fast immer mit mehreren Menschen zu tun haben, denen sie sich zuwenden.

Patienten können um Schwestern oder Pfleger, Ärztinnen oder Ärzte werben. Sie können aber auch aus der Vorstellung heraus, ein anderer oder eine andere seien dem Arzt oder der Schwester sympathischer, fordern, ein jeder müsse gleich intensiv betreut werden.

Das geht natürlich nicht, weil verschiedene Patienten mit unterschiedlichen Krankheiten unterschiedlich viel Behandlung, Pflege und Zuwendung benötigen.

Viele solche Patienten haben insgeheim die Vorstellung, niemandem sympathisch zu sein. Sie *fordern* aber Zuwendung als ihr Recht.

Den Umgang mit Zuwendung fordernden und deshalb „nörgelnden“ Patienten kann es erleichtern, wenn man an die Möglichkeit denkt, daß jemand sich auf die Rechtsposition zurückziehen muß, weil er sich nicht für liebenswert hält. Das ist es tatsächlich aber, was bei vielen „Nörglern“ das Nörgeln hervorruft; freilich nicht bei allen.

Insgesamt kann man sagen: Neid gehört zu den Gefühlen, die oft nicht bemerkt oder die geleugnet werden. Es ist wichtig, auf eigene Neidgefühle und auf Neidgefühle der Patienten zu achten.

Der Umgang des Kranken mit seiner Krankheit

Sich einfühlen in das Kranksein

Es ist schwer, sich in einen Zustand einzufühlen, den man noch nie erlebt hat. Jede Ärztin, jeder Arzt, jede Schwester und jeder Pfleger ist schon einmal krank gewesen. Sie können sich an die Kinderkrankheiten erinnern, haben eine Erkältung oder eine Grippe durchgemacht. Jeder hat sich schon einmal gestoßen oder sonstwie wehgetan. Die meisten Menschen haben schon einmal ihr eigenes Blut gesehen. Die wenigsten sind aber längere Zeit schwer krank gewesen.

Es ist aber schwer, sich in einen Menschen einzufühlen, der sich nicht bewegen kann, oder der einen Teil seines Körpers nicht bewegen kann. Nach einer Lumbalanästhesie ist das **vorübergehend** der Fall, viele Lähmungen dauern aber länger oder gehen gar nicht mehr zurück. Ist die Sensibilität erhalten, kommt es zu Schmerzen in den aufliegenden Stellen. Wer einmal versucht hat, so lange ganz still zu liegen, wie die Intervalle zwischen den Umlagerungen von Patienten auf der Station dauern, wo er arbeitet, wird wissen, was ich meine. Lassen die Schmerzen nach, ist das oft ein Zeichen dafür, daß das Gewebe geschädigt und die Empfindungsfähigkeit deshalb herabgesetzt ist.

Sehr unangenehme Empfindungen macht auch ein trockener Mund. Wer das nachprüfen möchte, braucht nur eine Zeitlang mit offenem Mund zu atmen, ohne den Mund zwischendurch zu schließen, ohne die Zunge zu bewegen und ohne zu schlucken. Er wird dann verstehen, weshalb es wichtig ist, den Mund von Menschen anzufeuchten, die nicht in der Lage sind, das selbst zu tun.

Wie an anderer Stelle des Buches ausgeführt, spielt auch Langeweile eine große Rolle, vor allem bei Patienten, die es nicht gewohnt sind zu lesen oder dazu aus Krankheitsgründen nicht in der Lage sind.

Junge Menschen, die selbst noch nicht ernstlich krank gewesen sind, jedenfalls aber nicht chronisch krank sind, haben oft große Mühe, sich vorzustellen, wie akute und chronische Krankheiten erlebt werden. Es macht einen großen Unterschied, ob eine Krankheit als vorübergehend oder als chronisch nicht heilbar gilt.

Fieber haben die meisten Menschen schon einmal gehabt, auch das allgemeine Krankheitsgefühl bei einem grippalen Infekt ist den meisten Menschen bekannt. Die meisten Menschen wissen, daß ein Schnupfen sehr unangenehm sein kann, daß Husten quälen kann, daß Infekte, die weder lebensbedrohlich noch langwierig sind, durch das allgemeine Krankheitsgefühl, das sie hervorrufen, sehr beeinträchtigen können. Das wissen sie aus eigener Erfahrung.

Die meisten Menschen kennen Übelkeit, die meist auf eine akute, nicht auf eine chronische Krankheit hinweist, einen Juckreiz und Schmerzen. Die Mißempfindungen, die bei einer Nervenentzündung oder einer sonstigen Erkrankung des peripheren oder zentralen Nervensystems auftreten, können sich die meisten Menschen schwer vorstellen. Meist sind aus eigener Erfahrung auch nur bestimmte Schmerzqualitäten bekannt; bekanntlich gibt es ja auch die verschiedensten Formen von Schmerz: etwa ziehend, stechend, reißend, pochend, brennend; dauernd empfunden, in Wellen auftretende krampfartige oder plötzlich einschießende Schmerzen.

Die wenigsten Menschen haben erfahren, wie eine Lähmung erlebt wird: wenn man über die Funktion einer Gliedmaße nicht verfügt, allenfalls kennt man das von den sogenannten eingeschlafenen Füßen oder einem eingeschlafenen Arm: eine Beeinträchtigung der Nervenleitung durch Druck, die in der Regel von selbst wieder zurückgeht.

Entstellungen durch Unfall und Krankheit und durch das

Alter sind den meisten jungen Menschen fremd. Krankheiten, über die man sich lustig macht, wie ein Kropf oder Hämorroiden, kennen die meisten jungen Leute auch nicht aus eigener Erfahrung, allenfalls Plattfüße.

In der Pubertät hatten viele junge Leute mit „unreiner Haut" zu tun, manche aber auch mit einer schweren Akne, die ihre Spuren hinterläßt. Krankheiten wie das chronische Ekzem oder eine Schuppenflechte haben nur ganz wenige Menschen. Während vorübergehender Juckreiz den meisten Menschen bekannt ist, ist ihnen das quälende Jucken fremd, dem Patienten mit einem endogenen Ekzem ausgesetzt sind. Junge Menschen sehen, auch wenn sie eine Brille tragen müssen, im allgemeinen gut und sie hören gut. Was es bedeutet, schlecht zu sehen oder zu hören, können sie sich nur schwer vorstellen. Wer ohne Behinderung sprechen kann, hat Mühe, sich vorzustellen, wie es ist, die Stimme zu verlieren, nach einem Schlaganfall oder einer Kehlkopfoperation. Von Erkältungen kennt man Beeinträchtigungen des Riechens und Schmeckens, aber nur vorübergehende. Die meisten jungen Menschen kennen Beeinträchtigungen der Atmung nicht, wie sie bei Übergewicht, einer Herzinsuffizienz mit Kurzatmigkeit oder beim Asthma auftreten können.

Es gibt schwere Beeinträchtigungen, über die man Witze macht, zum Beispiel bei der Schwerhörigkeit. Das Schicksal von Beethoven, der die von ihm komponierte Musik nicht mehr hören konnte, weil er ertaubte, erweckt Mitgefühl; die Schwerhörigkeit vieler alter und macher junger Menschen ruft eher Ärger hervor. Es ist mühsam, laut sprechen oder gar schreien zu müssen. Deshalb sind alte Menschen ja oft isoliert: sie strengen ihre Umgebung an. Daß taube Menschen mehr leiden als blinde, hat sicher etwas damit zu tun, daß niemand erwartet, die Blinden könnten doch sehen, wenn sie nur wollten, während viele mit Schwerhörigen umgehen, also könnten sie hören, wenn sie nur mehr guten Willen dazu aufbrächten. Während man sich durch lauteres Sprechen, also durch mehr vom Gewohnten vielen Schwerhörigen verständlich machen kann, hat man keine Möglichkeit, die optische Wahrnehmung des Sehbehinderten zu verbessern. Deshalb fühlt man sich in dieser

Hinsicht auch keinem Anspruch ausgesetzt, während der Schwerhörige einen ja oft auffordern wird, lauter zu sprechen.

> Wie eine verstümmelnde Operation auf einen Menschen wirkt, können sich die meisten jungen Leute besonders schwer vorstellen.

Das hängt wahrscheinlich damit zusammen, daß die Vorstellung eines Verlustes von Gliedmaßen oder Organen als sehr ängstigend erlebt wird, was natürlich einen guten Sinn macht: Das sieht man, wenn jemand die Angst durch Routine verliert, dann zum Beispiel mit einer Maschine leichtsinnig umgeht und so einen Finger oder die Hand verliert.

Wie die Entfernung innerer Organe oder eines Teils von ihnen erlebt wird, kann derjenige, der körperlich intakt ist, schwer einfühlen; besonders dann, wenn sich das entsprechende Organ, zum Beispiel ein „guter Magen“, nur selten bemerkbar macht. Vom Magenresezierten kann die Entfernung eines Teils des Magens so erlebt werden, als könne der Betreffende nie wieder satt werden, während der Verlust einer Gallenblase meist nicht als Verstümmelung erlebt wird, weil sich die gesunde Gallenblase ja nie direkt bemerkbar macht. Dagegen meldet sich der Magen, wenn er überfüllt wird oder wenn man ihm Speisen zuführt, die der Organismus nicht verträgt. Insgesamt kann man sagen, daß alle Organe, die in ihrer Funktionsweise in Erscheinung treten, ein Gefühl des Verstümmeltseins hervorrufen können, wenn man sie entfernt. Eine Entfernung der Milz zum Beispiel, und von der man lange Zeit gar nicht wußte, wozu sie dient, wird in der Regel nicht als Verstümmelung erlebt; ebenso nicht der Verlust der Rachenmandeln. Dagegen wird der (sichtbare) Verlust einer Brust von den meisten Frauen als schwere Verstümmelung empfunden. Der Verlust einer Brust wird oft als belastender erlebt als der Verlust der Gebärmutter, obwohl eine Frau mit nur einer Brust im Prinzip Kinder bekommen kann, wenn das innere Genitale intakt ist; eine Frau, der man die Gebärmutter entfernt hat, aber nicht.

Bei Männern bringt die Entfernung der Prostata nicht nur Sterilität, sondern oft auch Impotenz, weil Nerven beschädigt werden, die für die Erektion notwendig sind. Das Selbstwertgefühl dieser Männer und auch ihre Partnerbeziehung werden dadurch oft schwer belastet.

Ein weiteres Problem des sich Einfühlens entsteht aus einer Gleichsetzung älterer Leute mit den eigenen Eltern, von denen junge Leute fordern, daß sie sich „vernünftig" verhalten sollen.

Alte Leute, die unvernünftig essen, die rauchen, obwohl es ihnen schadet, die aus dem Bett aufstehen, obwohl sie liegen bleiben müßten, rufen bei jungen Leuten Ärger, aber auch Angst hervor. Es paßt eben nicht zu älteren Leuten, daß sie unvernünftig sind. Die meisten jungen Leute sind auch heute noch der Ansicht, daß ältere Menschen auch bezüglich ihrer Sexualität „vernünftig" sein müßten, daß sie also darauf verzichten sollten; ein Problem, das während eines akuten Krankenhausaufenthaltes oder während eines Krankenhausaufenthaltes zur Einstellung auf ein Medikament eine geringe Rolle spielt, in Alters- oder Pflegeheimen aber eine erhebliche Bedeutung erlangt.

Die meisten jungen Menschen haben keine lebensbedrohlichen Krankheiten durchgemacht. Es fällt ihnen schwer sich vorzustellen, daß eine lebensbedrohliche Erkrankung, wie zum Beispiel ein Herzinfarkt, bei einem Patienten mit Koronarsklerose die Einstellung zum Körper, zum Beruf, zu privaten Beziehungen und überhaupt zum Leben grundlegend verändern kann.

Mit der Angst vor der Wiederholung eines Infarktes gehen manche Patienten so um, daß sie sich übertrieben schonen, andere wieder leugnen die mit der Krankheit verbundenen Einschränkungen und überlasten sich. Auch hier ärgern sich junge Leute oft über die Unvernunft der älteren; dieser Ärger wäre sicher geringer, wenn sie sich in deren Lage bessern einfühlen könnten.

Der Sinn von Symptomen

Ähnlich wie nach dem Sinn des Lebens, fragen viele Menschen nach dem Sinn von Leiden.

Wer nach dem Sinn von Symptomen fragt, denkt meist an sogenannte psychogene Symptome, also Symptome, die Folge einer inneren Problematik sind. Manche dieser Symptome drücken die Problematik verschleiert aus.

Psychogene Symptome sind häufig. Wenn sie in einer Psychotherapie aufgeklärt werden, stellt sich oft heraus, daß sie noch die beste Lösung eines inneren Konfliktes darstellen oder Teil dieser Lösung sind. Wenn eine Frau, die in einer Dauerbeziehung lebt, sich daneben von einem anderen Mann angezogen fühlt, das Haus verlassen will, um diesen Mann zu treffen und ihr die Beine plötzlich versagen, sie also eine psychogene Gehstörung entwickelt und so nicht zu dem Mann hingehen kann, wird ihr vielleicht die Entscheidung zwischen dem Dauerpartner und dem anderen Mann abgenommen. Man könnte auch sagen, daß die Patientin sich die Entscheidung unbewußt abnimmt.

Einen Sinn haben aber nicht nur Symptome, die auf innere Konflikte zurückzuführen sind, sondern auch Symptome, die durch rein körperliche Schäden hervorgerufen werden.

Für den Schmerz ist das allgemein bekannt. Ein Schmerz veranlaßt uns, die Hand schnell zurückzuziehen, wenn wir zum Beispiel an eine heiße Herdplatte fassen. Gelingt uns das nicht rechtzcitig und haben wir uns verbrannt, besteht der Schmerz weiter, obwohl er uns nicht mehr dazu bringen kann, die Beschädigung unserer Haut durch Hitze zu verhindern, er hindert uns aber daran, die Hand so zu gebrauchen wie sonst, ehe die Beschädigung ausgeheilt ist. Würden wir die Hand so gebrauchen wie sonst, würde das den Heilungsprozeß behindern.

Es gibt aber auch Schmerzen, die durch einen inneren Krankheitsprozeß verursacht werden, bei dem eine Heilung nicht möglich ist, etwa beim unheilbaren Krebsleiden.

Unser Körper ist nicht darauf eingerichtet, zwischen „heilbar" und „unheilbar" zu unterscheiden. Könnte der Körper das tun, könnte er die Schmerzempfindung bei einer unheilbaren Krankheit abschalten. Weil das nicht möglich ist, hat der Patient Schmerzen, obwohl diese Schmerzen keinen Sinn machen.

Menschen haben aber Mittel gefunden oder erfunden, den Schmerz bei solchen Patienten zu lindern oder ganz aufzuheben. Der Verstand einer Ärztin oder eines Arztes, einer Schwester oder eines Pflegers entscheidet dann über die Anwendung schmerzstillender Mittel oder Maßnahmen. Er tut damit etwas Sinnvolles, das der Körper des Patienten nicht „automatisch" tun kann.

Zu den unangenehmen Empfindungen, die durch Medikamente beeinflußt werden können, gehört auch die Übelkeit. Übelkeit tritt meist zusammen mit Brechreiz auf. Der Brechreiz hat den Sinn, Stoffe, die der Körper nicht verträgt, wieder nach außen zu befördern. Die Erinnerung daran, daß diese Stoffe Übelkeit hervorgerufen haben, bewirkt, daß man das die Übelkeit verursachende nicht wieder ißt oder trinkt. Insofern hat Übelkeit einen Sinn. Übelkeit und Brechreiz können aber fortbestehen, wenn sie ihre Funktion verloren haben; zum Beispiel, wenn der Magen schon völlig entleert ist. Dann macht es einen Sinn, ein Mittel zu geben, das die Übelkeit und den Brechreiz dämpft.

Zusammenfassend läßt sich sagen, daß die unangenehmen Empfindungen, die bei Beschädigungen oder sonstigen pathologischen Veränderungen des Körpers auftreten, in vielen einfachen Situationen zweckmäßig sind, daß es aber komplexere oder Ausnahmesituationen geben kann, wo sie keinen Sinn machen und sie deshalb gedämpft werden sollten.

Anders ausgedrückt: unser Körper ist für folgende basale Situationen bezüglich der unangenehmen Körpersymptome eingerichtet: für Verletzungen und für die Aufnahme unbekömmlicher Nahrung. Im Kampf gegen Infektionskrankheiten unterstützt das allgemeine Krankheitsgefühl den Heilungsprozeß, indem es den Patienten dazu bringt, sich körperlich zu schonen, sich von den Tagesaufgaben zurückzuziehen und die Hilfe anderer in Anspruch zu nehmen.

Die „Programme", die unser Körper hat, um mit einfachen Situationen fertig zu werden, kann man durch ärztliche und pflegerische Maßnahmen ergänzen.

Denken und bewußtes Entscheiden und Handeln von Seiten des medizinischen Personals führen zur Dämpfung oder Beseitigung von Symptomen, die keinen Sinn machen und nur unangenehm sind.

In diesem Zusammenhang ist auch die Anaesthesie zu betrachten. An sich macht es einen Sinn, daß es wehtut, wenn ein Messer durch die Haut in den Körper eindringt. Geschieht das aber im Rahmen einer Operation, macht es einen „höheren Sinn", die Schmerzempfindung zu betäuben, entweder durch lokale Anaesthesie oder durch eine Allgemeinnarkose. Geringfügige Schmerzen, die durch medizinische Maßnahmen hervorgerufen werden, zum Beispiel durch eine Injektion oder durch eine Blutentnahme, wird man dem Patienten zumuten können, wenn man ihn darüber aufgeklärt hat, daß und weshalb diese Maßnahmen notwendig sind. Der Verstand des Patienten bringt ihn dann dazu, einen Schmerz zu ertragen, zum Beispiel nicht mit einem Zurückziehen des Armes zu reagieren, wenn man ihm eine Spritze gibt oder Blut entnimmt.

Zusammenfassend kann man sagen, daß bei einer medizinischen Behandlung der Verstand des medizinischen Personals und der Verstand des Patienten gebraucht werden und sinnvoll zusammenarbeiten müssen.

Seelische Einflüsse auf Beziehungen und auf den Körper

Seelische Konflikte wirken sich auf die Beziehungen von Menschen aus. Zu inneren Konflikten können so äußere hinzukommen. Manchmal entlastet das, weil es von den inneren Konflikten ablenkt, oft bedeutet es aber eine zusätzliche Belastung. Innere wie äußere Konflikte erzeugen Streß, Streß beeinträchtigt das Funktionieren des Immunsystems. Die Konfliktpartner sind dann anfälliger gegenüber Krankheitserregern, zum Beispiel gegenüber dem Erreger eines grippalen Infekts. Wenn die Aufmerksamkeit eines Menschen dadurch in Anspruch genommen wird, daß er über seine Konflikte im Umgang mit Menschen grübelt, verursacht er vielleicht einen Unfall, bei dem er selbst verletzt wird. So können Schnittwunden im Gesicht oder Knochenbrüche letztendlich seelisch verursacht sein.

> Bei vielen Krankheiten, bei denen man früher an psychische Faktoren nicht gedacht hat, wird heute eine seelische Mitverantwortung diskutiert.

Das gilt zum Beispiel für Krebs, wo ein Nachweis des Einflusses psychischer Faktoren aber bis jetzt noch nicht endgültig gelungen ist. Auch hier könnte das Immunsystem durch psychische Faktoren beeinträchtigt sein, so daß entstehende Krebszellen nicht abgetötet werden, sondern sich vermehren.

Man kann aber auch „Läuse und Flöhe" haben. Ein Mensch mit einer Tendenz zu schwierigen Beziehungen kann unschuldiges Opfer eines Unfalls sein, den jemand anders verursacht hat. Eine ursächliche Verbindung mit den Schwierigkeiten in den Beziehungen und dem Unfall besteht nicht. Als Patient im Krankenhaus gerät er aber in schwierige Beziehungen zu den Pflegern und Schwestern, den Ärztinnen und Ärzten, die in ihrer beruflichen Rolle mit ihm zu tun bekommen. Er kann auch mit einer Krankheit ins Krankenhaus kommen, die mit seinen Schwierigkeiten in Beziehungen nichts zu tun hat, sondern vielleicht mit „normalen" Belastungen durch den Beruf, etwa mit einer Gelenkerkrankung, die etwas mit dem Tragen schwerer Lasten zu tun hat. **Nicht jeder „Problempatient“ leidet an einer Krankheit, die psychisch verursacht ist.**

Der Problempatient kann nun aber das medizinische Personal stressen, weil seine Schwierigkeiten in Beziehungen sich auch im Krankenhaus darstellen. Eine Krankenschwester, die er an den eigenen Vater erinnert, kann zusätzlich dadurch gestreßt sein, daß der Umgang mit dem Patienten Erinnerungen an frühere stressige Auseinandersetzungen mit dem Vater wiederbelebt. Das verstärkt und erschwert den Umgang mit dem Patienten und verstärkt den Streß. Der Streß beeinträchtigt das Immunsystem.

Kommt diese Krankenschwester mit Grippeviren in Kontakt, erkankt sie, während eine andere Schwester nicht erkrankt, die sich durch den Patienten nicht so beeinträchtigen ließ, weil er sie eben nicht an Konflikte mit dem eigenen Vater erinnerte. Die Krankenschwester, die der Patient an den eigenen Vater erinnert, kann auch Krankheitssymptome entwickeln, die auf eine Funktionsstörung innerer Organe zurückzuführen sind. Bei entsprechender ererbter oder erworbener Disposition kann sie Magenbeschwerden entwickeln. Ein anderer Pfleger oder eine andere Schwester entwickelt in der gleichen Situation vielleicht Kopfschmerzen.

Also: die Krankheit eines „Problempatienten“ kann mit seelischen Dingen etwas zu tun haben **oder nicht.** Wer mit Problempatienten umgeht, kann erkranken oder nicht. Ob jemand erkrankt, der mit Problempatienten umgeht, hängt auch von Erlebnissen früher in seinem Leben und von seinen aktuellen übrigen Belastungen ab.

Zusätzliche Belastungen können durch weitere Problempatienten verursacht sein, durch Schichtarbeit, durch Konflikte im Team, aber auch durch belastende private Lebensereignisse, die einen seelisch beanspruchen können, ohne daß sie durch seelische Konflikte verursacht sind.

Die **Beziehung** zwischen dem Patienten und Angehörigen des ärztlichen und des Pflegepersonals kann durch seelische Probleme eines Patienten (aber natürlich auch durch die Probleme eines Angehörigen des ärztlichen oder des Pflegepersonals) gestört sein. Diese Störung in der Beziehung kann sich auf den Gesundungsprozeß eines Patienten schädlich auswirken, zum Beispiel dadurch, daß er ärztliche oder pflegerische Anordnungen nicht befolgt.

In diesem Buch geht es nun nicht in erster Linie um Problempatienten, sondern erst in zweiter Linie. Es gibt auch „normale" Hindernisse im Umgang mit körperlich Kranken. Die Angst, selbst zu erkranken, die Konfrontation mit der Endlichkeit des Lebens oder schlicht die Tatsache, daß man bestimmte Beschwerden selbst noch nie gehabt hat oder selbst noch nie in einer hilflosen Situation war, die durch eine Krankheit oder einen Unfall verursacht wurde, schränkt die Möglichkeit ein, sich in einen Kranken einzufühlen, der eine solche Krankheit hat oder sich in einer solchen hilflosen Lage befindet und das erschwert den Umgang mit ihm.

Auf solche „normalen" Hindernisse des Verstehens gehe ich in diesem Buch ja an vielen Stellen ein. Daß ein Patient schwierig ist, wird bemerkt. Daß Angehörige des medizinischen Personals von der inneren Situation eines körperlich Kranken keine zutreffende Vorstellung haben, bemerken sie oft nicht. Sie machen es sich auch oft nicht klar, daß und inwiefern die Krankheit selbst in ihren Auswirkungen etwas damit zu tun hat. Es gibt ja auch normale Belastungen in Beziehungen.

Niemand wird zum Beispiel erwarten, daß der Verlust eines nahen Angehörigen an einem Menschen spurlos vorübergeht. Es kann sein, daß sich seine Arbeitsleistung qualitativ und quantitativ nicht verschlechtert, aber man wird sich nicht wundern, wenn sie es tut. Oft wird aber erwartet, daß Patienten die Möglichkeit des Verlustes eigenen Lebens oder wesentlicher Lebensmöglichkeiten still verarbeiten, so daß die Zusammenarbeit zwischen dem Patienten und dem medizinischen Personal dennoch ungestört verläuft. Gute Patienten sind dann solche, die keine Schwierigkeiten in der Arbeitsbeziehung zwischen Patient und medizinischem Personal machen.

In diesem Buch möchte ich u.a. auch zeigen, daß manche Patienten ihre Angst, ihre Trauer oder Gefühle der Hilflosigkeit vor anderen, nicht selten auch vor sich selbst, verheimlichen, „leugnen“, statt sie zu verarbeiten, und daß Ärztinnen und Ärzte, Schwestern und Pfleger sie dabei oft unterstützen, weil sie durch die seelischen Probleme ihrer Patienten nicht belastet werden möchten.

Sie liefern dem Patienten so ein weiteres Motiv, sich mit den bevorstehenden oder schon eingetretenen Verlusten nicht auseinanderzusetzen: einmal ist die Auseinandersetzung selbst sehr schwierig und deshalb belastend. Die innere Belastung wirkt sich dann auch auf die Beziehung zu den Angehörigen des medizinischen Personals aus, zu denen es vielen Patienten wichtig ist, eine gute Beziehung zu erhalten, weil sie ja als Kranke von dem medizinischen Personal abhängig sind. Leider macht sich der Patient beim medizinischen Personal oft unbeliebt, wenn er es an den Mühen teilnehmen läßt, die ihm seine Probleme machen.

Andere Patienten wieder fürchten, vom medizinischen Personal „übersehen zu werden“, wenn sie nicht in besonderer Weise auf sich aufmerksam machen, zum Beispiel durch „Nörgeln“. Andere wieder setzen ihre Krankheit ein, um Zuwendung zu erhalten, weil sie meinen, daß sich niemand für sie **als Person** interessiert. Auf ihre Beschwerden muß jemand, zu dessen Aufgaben das gehört, eingehen und meist tut er oder sie das aus seiner beruflichen Rolle heraus auf eine Art und Weise, die als persönliche Zuwendung verstanden werden kann.

Es ist eine grundlegende Aufgabe eines jeden Menschen, der mit Kranken oder an Kranken arbeitet, die Kranken zu verstehen. Er muß seine Einfühlung aber begrenzen können. Die Hilflosigkeit eines Patienten darf ihn nicht hilflos, die Angst oder die Trauer eines Patienten nicht so ängstlich oder so traurig machen, daß er oder sie die Arbeit nicht mehr oder nur noch schlecht tun kann.

Jeder, der mit Kranken arbeitet, muß bei den Kranken, aber auch bei sich selbst sein können, die Einfühlung in den Kranken bewerkstelligen, aber auch begrenzen können und ein Mitfühlen, das nicht bewerkstelligt werden muß, sondern ganz von selbst auftritt, wenn man mit dem Patienten in Kontakt kommt, ebenfalls begrenzen lernen.

Insgesamt kann man sagen: es ist schwer, sich in das Kranksein einzufühlen; es ist aber auch schwer gewolltes oder ungewolltes Mitfühlen zu begrenzen.

Chronische Krankheiten

Wer damit rechnet, wieder gesund zu werden, versteht sich auch während der Krankheit als prinzipiell Gesunder, der er über kurz oder lang wieder sein wird. Die Krankheit ist für ihn eine vorübergehende Betriebsstörung. Sein Normalzustand ist das Gesundsein. Wer weiß, daß er nicht damit rechnen kann, wieder gesund zu werden, versteht sich anders. Sein Normalzustand ist künftig das Kranksein.

Jede chronische Krankheit bringt Einschränkungen. Ein Diabetespatient kann sich gesund fühlen, wenn er seine Diät einhält und sich die eventuell erforderlichen Tabletten oder Insulinspritzen zur rechten Zeit und in der richtigen Menge zuführt. Er kann nicht mehr so frei sein wie früher, aber er muß, solange keine Spätkomplikationen eintreten, keine Beschwerden haben. Die durch den Diabetes bedingten Einschränkungen sind für viele Menschen dennoch sehr schlimm, besonders für solche, die Wert auf Freiheit und Unabhängigkeit legen. Das wird oft unterschätzt.

Andere Kranke haben dauernd Beschwerden. Ihre Einschränkungen ergeben sich nicht aus der Notwendigkeit, ärztliche Anordnungen zu befolgen, um zu vermeiden, daß sie Beschwerden bekommen, sondern aus den Beschwerden selbst, die durch keine ärztliche Maßnahme ganz zu beheben sind. Das gilt zum Beispiel für Patienten mit chronischem Gelenkrheumatismus oder mit einer Herzinsuffizienz, für Patienten, die Lähmungen nach einem Schlaganfall zurückbehalten haben, für Menschen mit chronischen Hautkrankheiten, mit Einschränkungen der Sehfähigkeit oder des Gehörs.

Ob die Einschränkungen im Befolgen ärztlicher Anordnungen bestehen oder direkt durch die Folgen der Krankheit bedingt sind: sie bestimmen das Leben des Patienten in hohem Maße. Wie ein Mensch sie verarbeitet, hängt sehr von seiner Persönlichkeit ab.

Bei vielen Menschen gehört es zu dem Bild, das sie von sich haben, daß sie bestimmte Leistungen erbringen können. Sind sie dazu nicht mehr imstande, müssen sie ein anderes Bild von sich entwickeln.

Das ist vielen Menschen nicht oder nur eingeschränkt möglich. Sie fühlen sich dann ohnmächtig, nutzlos und wertlos. Je älter jemand ist, desto schwerer wird es ihm im allgemeinen fallen, sein Bild von sich zu verändern, zu dem immer ganz bestimmte Wertvorstellungen gehören. Ob jemand diese Wertvorstellungen umsetzen und ihnen genügen kann, hat einen direkten Einfluß auf das Selbstwertgefühl. Viele Menschen meinen auch, an den Menschen schuldig zu werden, die von ihnen abhängig sind, wenn sie nicht mehr soviel Geld verdienen oder sich nicht mehr so wie früher um sie kümmern können. Daraus ergeben sich dann Selbstvorwürfe.

Andere Menschen wieder, die sich schon als Gesunde den Aufgaben nicht gewachsen gefühlt haben, die das Leben an sie stellte, können eine Krankheit als Entlastung empfinden.

Die Krankheit legitimiert ihr Versagen, sie begründet es einsichtig. Dieses Versagen kann dadurch bedingt gewesen sein, daß diese Menschen sich selbst überforderten, indem sie sich Aufgaben stellten, denen sie nicht gewachsen waren, zum Beispiel durch die Wahl eines Berufes, für den ihre körperlichen oder geistigen Kräfte nicht ausreichten. Es kann aber auch sein, daß sie durch Schicksalsschläge in eine Lage gebracht wurden, der sie nicht gewachsen waren, zum Beispiel durch den Verlust eines nahen Angehörigen, etwa des Ehepartners oder durch den Verlust der Heimat oder des Arbeitsplatzes. Ein Arbeitsloser wird sich mindestens so lange Vorwürfe machen, keine Arbeit zu finden, wie andere seines Alters und seiner Qualifikation noch Arbeit haben. Eine Krankheit kann ihn von der Notwendigkeit entlasten, weiter nach Arbeit zu suchen. Man spricht von einer Flucht in die Krankheit. Das ist häufig auch ungerecht. Sicher gibt es Menschen, die vorhandene Symptome übertreiben (aggravieren) oder sich nicht vorhandene Symptome „einbilden“. Letzteres ist aber häufig schon vom bewußten Wollen des Patienten unabhängig.

Viele real vorhandene Symptome, die schwer objektiv nachzuweisen sind, aber glaubhaft empfunden werden, bezeichnen Ärzte, die schlecht informiert sind, als eingebildet.

Die Krankheit, die in ihrem Wesen darin besteht, daß der Patient sich nicht vorhandene Krankheiten, wie zum Beispiel Krebs, **einbildet,** die Hypochondrie, ist dagegen eine echte psychische Krankheit von hohem Krankheitswert, in machen ihrer Erscheinungsformen den Psychosen verwandt.

Real vorhandene Krankheitssymptome können aber Entlastung in einer unerträglichen, überfordernden Lebenssituation bringen. Man spricht hier von einem sekundären Krankheitsgewinn. Sekundär heißt, daß die Symptome nicht erzeugt werden, um den Gewinn möglich zu machen, sondern daß sie eine andere Ursache haben. Dennoch können sie den sekundären Krankheitsgewinn aber mit sich bringen oder zumindest ermöglichen.

Der sekundäre Krankheitsgewinn kann den Gesundungswillen vermindern, was sich manchmal darin ausdrückt, daß der Patient ärztliche Anordnungen nicht befolgt oder angebotene Heilmaßnahmen nicht annimmt. Bei nicht wenigen Patienten ändert der sekundäre Krankheitsgewinn am Heilungsverlauf aber nichts und deshalb ist es in diesen Fällen auch falsch, mangelnde Fortschritte in einer Behandlung dem sekundären Krankheitsgewinn zuzuschreiben. Der Gewinn ändert nichts am Verlauf der Krankheit und man sollte ihn dem Patienten lassen.

Es widerspricht der Leistungsethik vieler Ärztinnen und Ärzte, Schwestern und Pfleger, daß jemand Vorteile haben soll, für die er nichts getan hat, indem er von Leistungen freigestellt wird. Denkt man diese Leistungsethik zuende, gelangt man schließlich dahin, denen, die nichts mehr leisten können, die Existenzberechtigung abzusprechen. Während des Hitlerregimes hat das dazu geführt, daß viele unheilbar Kranke getötet wurden.

Patienten, die unter den Einschränkungen ihrer Leistungsfähigkeit leiden, finden viel eher Sympathie und Verständnis. Sie verhalten sich entsprechend den Forderungen der Leistungsethik. Ebenso werden Patienten mehr geschätzt, die krankheitsbedingte Einschränkungen leugnen, auch wenn man sich darüber ärgert, daß sie dann ärztliche oder pflegerische Anordnungen nicht so befolgen wie Patienten, die ihre Einschränkungen so wahrnehmen wie sie sind oder sie gar noch übertreiben.

Ich empfehle jedem, jeder Ärztin und jedem Arzt, jeder Schwester und jedem Pfleger, seine Einstellung zu diesen Dingen zu überprüfen und darüber nachzudenken. Sie gelangen dann vielleicht dazu, sich über klagende Patienten weniger zu ärgern und keine unsinnigen Entscheidungen zu treffen, wie zum Beispiel die, daß ein Mensch nicht berentet wird, der wirklich krank ist oder daß Unsummen für die Rehabilitation von Menschen ausgegeben werden, die doch keinen Arbeitsplatz mehr finden werden, statt sie zu berenten, weil sie unter Berücksichtigung der Situation auf dem Arbeitsmarkt dort nicht konkurrenzfähig sind und ihnen zu helfen, mit dieser Tatsache ins Reine zu kommen und einen anderen Sinn als nur die Arbeit in ihrem Leben zu finden. Hier wäre allerdings in machem auch der Gesetzgeber gefordert.

Insgesamt kann man sagen: Die Verarbeitung chronischer Krankheiten ist stark persönlichkeitsabhängig. Sie hängt aber auch von der äußeren Lebenssituation ab, die man kennen sollte, um zu verstehen, warum eine Patientin oder ein Patient eine Krankheit so und nicht anders verarbeitet.

Trotz aller Fortschritte der Medizin bleiben viele Krankheiten heute noch unheilbar. Bei manchen chronischen Krankheiten, zum Beispiel bei einem gut eingestellten Diabetes mellitus oder bei einer mit Vitamin B_{12} behandelten perniziösen Anämie fühlen sich die Patienten oft gesund, solange sie in Behandlung sind. Erst wenn sie den ärztlichen Verordnungen nicht mehr folgen, leiden sie wieder unter der Krankheit.

Manche Krankheiten, zu denen auch wieder der Diabetes mellitus gehört, führen zu Spätkomplikationen. Zunächst ist über viele Jahre ein Leben in relativer oder als voll empfundener Gesundheit möglich. Die Patienten waren das erste Mal zum Einstellen des Diabetes im Krankenhaus, unter Umständen in einem diabetischen Koma und dann jedesmal wieder, wenn der Diabetes entgleiste, etwa im Rahmen einer anderen Krankheit. Frauen lassen ihren Diabetes vor und während einer Schwangerschaft einstellen; in der Frauenklinik betreut sie der internistische Konsiliarius.

Nach zehn oder zwanzig Jahren kommen sie vielleicht mit einer durch den Diabetes mellitus bedingten oder verschlimmerten Gefäßkrankheit.

Bei anderen Krankheiten wieder, und das ist vor allem bei Krebs der Fall, führt die Therapie zu einer Verlängerung des Lebens, gleichzeitig aber auch zu einer Einschränkung der Lebensqualität.

In den ersten Monaten nach einer Operation mit nachfolgender Bestrahlung oder Chemotherapie hätte sich der Patient wahrscheinlich ohne diese Anschlußbehandlung besser gefühlt; allerdings hätte dies die Krankheit nach einem relativ beschwerdefreien Intervall dann doch rascher weiterentwickelt als ohne Anschlußbehandlung.

> Für den Krebspatienten ist es nicht nur Krankheit und sind es nicht nur die Nebenwirkungen der Therapie, unter denen er leidet. Er leidet auch an der Abhängigkeit vom Krankenhaus.

Medizinische Maßnahmen, an die er früher Hoffnungen geknüpft hat, werden ihm angesichts des Fortschreitens der Erkrankung zur Belastung. Manchmal möchte der Patient deshalb die Therapie am liebsten beenden. Viele Patienten leiden unter den Belastungen, die ihre Krankheit auch für die Angehörigen mit sich bringt. Vielleicht möchten sie sich dann im Krankenhaus aussprechen. Ärztinnen und Ärzte, Schwestern und Pfleger sind dort ja von Berufs wegen, so meinen sie, für sie da, und damit haben sie natürlich recht. Die Belastungsfähigkeit der Ärztinnen und Ärzte und des Pflegepersonals ist aber begrenzt.

Generell läßt sich sagen, daß die Ärztinnen und Ärzte in solchen Fällen meist in erster Linie darunter leiden, daß sie am Verlauf der Krankheit nicht allzu viel ändern können und daß die von ihnen angeordneten Maßnahmen den Patienten belasten. Schwestern und Pfleger, die mehr Zeit mit den Patienten verbringen und Nähe und Distanz weniger gut nach ihren eigenen Bedürfnissen variieren können, wie die Ärztinnen und Ärzte, weil die Kontaktzeiten von der Sache her länger sind und viele pflegerische Maßnahmen schon rein räumliche Nähe voraussetzen, können sich dem Mit-Leiden weniger gut entziehen. Wenn die Toleranzgrenze erreicht oder überschritten ist, kommt es dann oft zu einem inneren Rückzug von den schwerkranken Patienten, der sich auch im äußeren Verhalten bemerkbar macht.

Die Kontaktzeiten mit den Kranken werden soweit vermindert, wie es irgend geht. Als Begründung dafür, daß „Keine Zeit zum Sprechen“ da ist, werden dem Patienten gegenüber sachliche Gründe angeführt. Es wird auf die große Zahl der zu versorgenden Patienten hingewiesen, auf die Personalknappheit, darauf, daß gerade jetzt ein anderer Patient versorgt werden müsse. Für die technischen Aspekte der Arbeit wird mehr Zeit aufgewendet, die Kurvenführung wird wichtiger. Die Versetzung auf eine andere Station wird angestrebt, manche Angehörige des Pflegepersonals verlassen den Pflegeberuf ganz.

Solange Angehörige des Pflegepersonals mit den großen Belastungen der onkologischen Pflege fertigwerden und erwarten, daß dies auch künftig so sein wird, sind sie vielleicht stolz darauf, die Belastungen auszuhalten und den Patienten zugewandt zu bleiben. Dieser Stolz auf die eigene Arbeit geht mit dem Rückzug vom Patienten verloren.

Es kommt hinzu, daß die Schwestern und Pfleger bei den Ärztinnen und Ärzten oft wenig Rückhalt finden. Eben weil sie sich besser vom Patienten distanzieren können, fällt es vielen Ärztinnen und Ärzten schwer, sich in die Lage des Pflegepersonals hineinzufühlen. Ähnliche Probleme hat oft auch die Pflegedienstleitung; vor allem dann, wenn eigene Erfahrungen mit Krebspatienten fehlen oder wenn die eigenen Erfahrungen mit Krebspatienten aus einer Zeit stammen, wo noch nicht soviel Chemotherapie betrieben wurde wie heute.

Die Schwierigkeit, sich in die Belastung des Pflegepersonals einzufühlen, scheint bei den Oberärzten und Chefärzten an Universitätskliniken besonders groß zu sein, was sich aus ihrer beruflichen Situation ergibt. Da sie meist auch forschen, ist ihre Kontaktzeit mit dem Patienten geringer als an Kliniken außerhalb der Universität. Forschung und auch Lehre bringen viel Anerkennung und Bestätigung, die auch bei Onkologen die Begrenzung der Erfolge ausgleichen. Den Mangel an Bestätigung, unter dem nachgeordnete Ärzte, besonders aber auch das Pflegepersonal leiden, können sie, weil sie sich diesbezüglich in einer anderen Situation befinden, schwer einfühlen. Andererseits finden sich unter den Onkologen aber auch Ärzte, die in ihrem Gefühlsleben besonders belastungsfähig sind; das heißt, daß sie sich einfühlen können, ohne sich gleichsam in ihre Patienten zu verlieren und medizinisch schließlich handlungsunfähig zu werden oder den inneren und in gewissem Maße dann auch äußeren Rückzug vom Patienten anzutreten.

Gerade bei Krebspatienten ist das, was Ärztinnen und Ärzte, Schwestern und Pfleger neben einer sachlich richtigen, die Nebenwirkungen abwägenden Therapie und einer guten Pflege, für sie tun können, die mitmenschliche Begleitung.

Ein guter Krankenhausseelsorger kann das medizinische Personal entlasten, nicht alle Patienten akzeptieren aber den Krankenhausseelsorger; vor allem gilt das für solche Patienten, die Religion als einen übermächtigen Einfluß in ihrem Leben während der Kindheit kennengelernt und sich später von der Religion losgerissen haben. Moderne Krankenhausseelsorger durchlaufen zum großen Teil eine psychologische Spezialausbildung, die sie für den Umgang mit Schwerkranken ausrüstet. Insofern sind ihre Angebote sehr kompetent, die weltanschauliche Bindung stellt aber oft ein Hindernis für Patienten dar, die fürchten, sie sollten „bekehrt“ werden.

Eine sinnvolle Entlastung bringen auch Team-Supervisionen wie sie, vor allem an Universitätskliniken, von den psychosomatischen und psychotherapeutischen Abteilungen vielerorts angeboten werden. Gibt es eine solche Abteilung am Ort nicht, kann man niedergelassene Psychotherapeuten zur Supervision einladen. Nicht jeder Psychotherapeut ist aber in der Lage, eine Supervision auf einer Station durchzuführen, wo es um körperlich Schwerkranke geht. Manche Psychotherapeuten neigen dazu, alle Probleme auf einer Krankenstation zu psychologisieren. Organisationsstrukturellen Problemen, die zum Beispiel zu einer Überlastung des Personals führen können, messen sie oft zu wenig Bedeutung bei.

Für die Pflegedienstleitung oder die ärztliche Krankenhausleitung ist es natürlich bequem, wenn an der Struktur möglichst wenig geändert wird. Überlastungserscheinungen werden gerne auch von seiten der Krankenhausleitung auf individuelle psychologische Probleme zurückgeführt. Solche Probleme spielen natürlich eine Rolle, sie sind aber selten allein beteiligt.

Daß manche Angehörige des Pflegepersonals im Umgang mit Schwerkranken dekompensieren und andere nicht, obwohl sie den gleichen Dienst tun, hängt nicht nur mit psychischen Problemen zusammen, die „aufgelöst“ werden sollten. Gerade die Fähigkeit, sich in Patienten einzufühlen, kann zur Überlastung führen, während jemand, der über diese Fähigkeit nur sehr eingeschränkt verfügt, der psychischen Dekompensation entgehen wird.

Sensible Menschen können aber bessere Arbeit leisten als die weniger sensiblen, wenn man ihnen Gelegenheit gibt, ihre Eindrücke und die damit verbundenen Belastungen in Worte zu fassen und wenn man Situationen mit ihnen durchspricht, in denen sie sich überlastet haben.

Klagen über Veränderbares und Unveränderbares

Deborah Tannen, eine Wissenschaftlerin, die sich mit den verschiedenen Funktionen von Sprache im Alltag beschäftigt hat (TANNEN 1993), weist auf einen Geschlechtsunterschied hin, den sie in den USA beobachtet hat. **Frauen werden so erzogen, daß sie über Gefühle leichter sprechen können als Männer.** Klagen sie über die unangenehmen Aspekte ihrer Arbeit, heißt das noch nicht, daß derjenige, von dem sie erwarten, daß er zuhört, an der Arbeitssituation etwas ändern kann. Durch das Klagen wollen sie sich entlasten.

Männer, bei denen Klagen nicht zum erwarteten Rollenverhalten gehört, beschränken sich meist darauf, zu überlegen, ob sie an einer Situation etwas ändern können.

Das von Debora Tannen den Frauen zugeschriebene und das den Männern zugeschriebene Verhalten, machen beide einen Sinn. Es macht einen Sinn, sich durch Sprechen und Gefühle von den Gefühlen zu entlasten. Es macht auch einen Sinn, an der Situation, die unangenehme Gefühle erzeugt, etwas zu ändern. Wenn man nur das eine und nicht auch das andere kann, ist das, meine ich, schlecht.

Ich habe den Eindruck, daß die beiden beschriebenen Verhaltensweisen in Deutschland weniger geschlechtsgebunden sind als in den USA. Wie immer das sein mag: Wer es nicht fertigbringt, sich durch Klagen über eine Belastungssituation zu entlasten oder wem dazu die Gelegenheit nicht gegeben wird, wird unter den Belastungen, über die er nicht sprechen kann, in der Regel mehr leiden, als jemand, der darüber sprechen und sich entlasten kann.

> Wer mit einer Belastungssituation nicht anders umgehen kann als daß er (oder sie) versucht, an den Belastungen etwas zu ändern, hat es dann schwer, wenn sich nichts ändern läßt: Zum Beispiel wenn der Krankheitsverlauf eines Patienten auch unter bester Behandlung und Pflege einen schlechten Ausgang nimmt.

Umgekehrt ist es eine Voraussetzung für die entlastende Funktion des Klagens, und das gilt für Patienten wie für das Pflegepersonal, daß jemand da ist, der zuhört. An mehreren Stellen in diesem Buch bin ich darauf eingegangen, was Angehörige des Pflegepersonals daran hindern kann, ihren Patienten zuzuhören.

Auch Ärztinnen und Ärzte, Schwestern und Pfleger können das Bedürfnis haben, sich durch Klagen zu entlasten. Mit ihrem Klagen kommen sie nicht an, wenn derjenige, der zuhört, selbst überlastet ist oder wenn er (oder sie) Normen und Werte vertritt, die einen klaglosen Umgang mit Belastungen als besonders erstrebenswert erklären. Besonders problematisch ist, wenn der Zuhörende ein Klagen immer als eine Aufforderung versteht, an einer Situation etwas zu ändern.

Natürlich hat Klagen oft diese Funktion, aber nicht immer. Manchmal soll es wirklich nur entlasten. Wer ein solches Klagen als Aufforderung zum Handeln mißversteht, fühlt sich vielleicht überfordert, ohnmächtig, zu unrecht „angeklagt“ und reagiert dann mit einem Gefühl der Hilflosigkeit, das ihn traurig oder gereizt macht. Das gilt, wenn ein Patient klagt, aber auch, wenn eine Ärztin oder ein Arzt, eine Schwester oder ein Pfleger klagt. Die Beurteilung der Situation wird noch dadurch erschwert, daß es Menschen gibt, die wirklich beabsichtigen, den anderen durch ihr Klagen hilflos zu machen. Sie fordern Hilfe und wissen, daß der andere sie nicht geben kann.

In der Pflege von Patienten, die an einer unweigerlich zum Tode führenden Krankheit leiden, erscheint es mir auch wesentlich, die Normen und Werte zu untersuchen, nach denen Angehörige des Pflegepersonals entscheiden, ob sie Erfolg haben oder nicht. Wird Erfolg an Heilung gemessen, an Lebensverlängerung mit ausreichender Lebensqualität, an der Entlastung, die eine Begleitung zum Sterben hin dem Patienten brachte, erhält man jeweils andere Vorstellungen vom eigenen Erfolg. Auch wenn der Vergleich auf den ersten Blick absurd oder jedenfalls unpassend erscheinen mag, es gibt Sportarten, wo es zwei Noten gibt; eine für den Schwierigkeitsgrad und eine für den Stil, mit dem bestimmte Übungen ausgeführt werden.

Der Umgang mit Schwerkranken ist, wenn man so will, eine Frage des Stils, des gekonnten Umgangs mit den Kranken. Ein gut geführtes Gespräch oder eine gut ausgewählte stützende Antwort auf eine Frage kann ebenso als Erfolg erlebt werden wie eine Symptombesserung, die durch medizinische Maßnahmen erreicht worden ist. Eine geschickt durchgeführte pflegerische Maßnahme, die schonend und effektiv gelingt, kann ebenso als Erfolg erlebt werden wie eine Besserung der Laborwerte oder des Röntgenbildes oder des Befindens des Patienten durch ein richtig ausgewähltes und in richtiger Dosierung zum richtigen Zeitpunkt gegebenes Medikament.

Manchen Angehörigen des Pflegepersonals fällt es schwer, nach Dienstschluß ihr eigenes Leben zu leben. Sie meinen, mehr Zeit mit den Patienten verbringen zu müssen. Sie „finden nicht von der Station weg". Andere können ihr privates Leben als Gesunde nicht genießen, weil sie immer daran denken müssen, wie schlecht es den Patienten geht, die ihnen anvertraut sind. Beides, zuviel Zeit mit den Patienten verbringen und auch zu Hause immer nur an die Patienten denken, führt meist über kurz oder lang zu einer psychischen Dekompensation, die entweder durch eine Distanzierung von den Patienten aufgefangen wird oder dazu führt, daß die oder der Betreffende die Arbeit mit den Krebskranken nicht mehr leisten kann. Bei dem Mangel an Pflegekräften im Bereich der Onkologie erscheint es aber in jedem Falle auch ethisch gerechtfertigt, sich gegenüber den Patienten abzugrenzen, ehe eine Dekompensation eintritt: um sich ihnen zu erhalten.

Eigentlich sollte man sein Leben genießen können, ohne das rechtfertigen zu müssen, sofern man anderen durch das, was man tut, um sein Leben zu genießen, nicht schadet. Es gibt aber Menschen, die sich als kaltherzig empfinden, wenn sie sich durch das Leid anderer am Genießen dessen nicht hindern lassen, das ihnen ihr eigenes Leben bietet. Für solche Menschen kann es nützlich sein, sich klarzumachen, daß sie letztlich auch denen, die ihnen anvertraut sind, nützen, wenn sie etwas für sich selbst tun.

Insgesamt kann man sagen: Ein Nachdenken über den Sinn und Zweck der eigenen Arbeit und über die Gestaltung des eigenen, auch privaten Lebens, erleichtert es, mit den beruflichen Belastungen umzugehen. Über Belastungen zu klagen, kann sinnvoll sein, solange es der eigenen Entlastung dient und man sich eine optimistische Grundeinstellung bewahren kann.

Krankheit und Charakter

Wie ein Mensch auf eine Krankheit reagiert, hängt von Geschlecht, Alter, körperlicher Konstitution und von der Persönlichkeitsstruktur ab, die man auch Charakter nennt.

An verschiedenen Stellen des Buches habe ich bereits auf persönlichkeitsbedingte Varianten in der Krankheitsverarbeitung hingewiesen, so zum Beispiel im Umgang mit einer Leistungsminderung oder im Ausmaß des Klagens über Beschwerden oder die befürchteten weiteren Folgen einer Krankheit. Ob jemand nur über Beschwerden oder auch über die Folgen einer Krankheit klagt, hängt vor der Art der Beziehung ab, die er zu dem Menschen hat, mit dem er spricht und wie er dessen Rolle auffaßt.

Wer einer Ärztin, einem Arzt, einer Schwester oder einem Pfleger sagt, daß ihm etwas weh tut oder daß ihm übel ist, erwartet in der Regel, daß man ihm ein Medikament gibt oder ihm mitteilt, daß der Zustand sich von selber bessern wird und daß medizinische Gründe dagegen sprechen, medikamentös oder sonstwie einzugreifen. Hier werden Arzt oder Schwester als jemand angesehen, der eventuell helfen kann. Im privaten Bereich, aber auch wenn einem Arzt oder einer Schwester gegenüber ein Vertrauensverhältnis entstanden ist, wird ein Patient vielleicht auch klagen, obwohl er weiß, daß ihm nicht geholfen werden kann; einfach um sich zu erleichtern. Manche

Angehörige des medizinischen Personals reagieren auf solche Klagen ablehnend, weil sie sich durch eine gleichsam private Inanspruchnahme überfordert fühlen oder weil sie selbst in der Lage des Patienten vielleicht weniger Vertrautheit empfinden würden. Sie erleben das Klagen des Patienten dann als distanzlos und unbeherrscht. Es kann den Umgang mit einem Patienten erleichtern, sich diese Dinge klarzumachen.

Klagt ein Patient über die Folgen seiner Krankheit, zum Beispiel über die Folgen einer Leistungsminderung nach einem Herzinfarkt oder einem Verkehrsunfall, reagieren Angehörige des medizinischen Personals oft hilflos oder mit billigem Trost; zum Beispiel mit den Bemerkungen: „Es wird schon nicht so schlimm sein" oder „Seien Sie froh, es hätte noch schlimmer kommen können" oder, wenn die Klagen als Kritik an einem Behandlungsergebnis aufgefaßt werden, wird vielleicht gesagt: „Wir haben getan, was wir konnten." Die Aufgabe des Arztes oder der Schwester besteht hier darin, sich in die Lage des Patienten hineinzuversetzen und ihm zu signalisieren, daß man ihn verstanden hat und ein Stück weit mit ihm fühlt. Erst danach hat es Sinn, den Patienten auf verbliebene Lebensmöglichkeiten hinzuweisen oder ihm zu sagen, daß er die Situation vielleicht anders beurteilen wird, wenn es ihm noch etwas besser geht oder wenn er zum Beispiel gelernt hat, sich nach einem Unfall, der zu einer Bewegungseinschränkung geführt hat, besser fortzubewegen, als er das im Augenblick noch kann.

Alle sonst in diesem Buch erwähnten Faktoren, die ein sich Einfühlen in den Patienten behindern, wirken sich hier hemmend aus.

Daß Menschen mit privaten Beziehungen, beruflichen Beziehungen, mit dem sachlichen Teil ihrer Arbeit und auch mit ihrer Freizeit verschieden umgehen, weiß jeder. Jeder kennt auch Einflüsse des Alters und des Geschlechts. Man sagt zum Beispiel, daß junge Leute neugieriger und unternehmungslustiger sind als alte, risikofreudiger und umstellungsbereiter. Jeder weiß aber auch, daß sich in der einen oder anderen Weise alte Menschen ähnlich verhalten können wie junge und junge ähnlich wie alte. Junge können übervorsichtig sein und alte leichtsinnig, alte können neugierig sein und junge uninteressiert usw.

Man kann sagen, daß sich der Durchschnitt der Männer mehr für Technisches, zum Beispiel auch für Autos oder Motorräder, interessiert als der Durchschnitt der Frauen. Andererseits gibt es aber auch begeisterte Autofahrerinnen und sogar Motorradfahrerinnen, und es gibt Frauen, die sich für ausgesprochen technische Berufe interessieren; entsprechend gibt es Männer, die sich für Beschäftigungen interessieren, bei denen man sich eher eine Frau vorstellt, wenn sie einem genannt werden. Die Interessen und das Verhalten von Menschen werden also nicht nur durch das Alter und das Geschlecht beeinflußt.

Eine Rolle spielt zum Beispiel auch die körperliche Konstitution, etwa bei der Wahl eines Berufes, aber auch bei der Wahl einer Sportart, die man gerne betreibt. Sprinter haben eine andere Konstitution als Langstreckenläufer, Boxer eine andere als Tennisspieler und das nicht nur als Resultat ihres Trainings. Auch die Begabungen sind verschieden, wie jeder weiß und wie sich schon in der Schule zeigt. Manche Menschen sind mehr sprachbegabt, andere mehr mathematisch-naturwissenschaftlich. Auch das manuelle Geschick ist verschieden stark ausgeprägt.

> In die Grundstruktur einer Persönlichkeit gehen Geschlecht, Konstitution, Begabung ein. Die Grundstruktur eines Menschen bleibt das ganze Leben gleich. Sie akzentuiert sich oft mit dem Alter.

Im Alter wird Genauigkeit oft zur Pedanterie, Vorsicht zur Übervorsicht, Sparsamkeit wird zu Geiz.

Neben angeborenen Faktoren sind auch Umweltfaktoren an der Entstehung einer Persönlichkeitsstruktur beteiligt. So lange es eine Psychologie gibt, streitet man sich bezüglich des Anteils von Ererbtem und Umweltbedingtem. Die Ergebnisse der Zwillingsforschung zeigen, daß der Anteil des Ererbten größer ist als man noch vor 20 oder 30 Jahren angenommen hat; insgesamt ist man aber heute nach wie vor der Ansicht, daß eine Persönlichkeitsstruktur überwiegend durch Umwelteinflüsse in ihrer Entstehung bestimmt wird. Wer sich über diese Dinge ausführlicher informieren möchte, sei auf mein Buch: „Kleine psychoanalytische Charakterkunde“ verwiesen. Im Zusammenhang dieses Buches soll nur kurz auf Eigenschaften von Charakterstrukturen eingegangen werden, die, wenn sie stark ausgeprägt sind, den **Umgang des medizinischen Personals mit den Kranken** und den **Umgang des Kranken mit seiner Krankheit** wesentlich bestimmen.

Die Charakterstrukturen der Menschen werden als „schizoid“, „narzißtisch“, „depressiv“, „zwanghaft“, „phobisch“ und „hysterisch“ bezeichnet. Die **schizoide** Struktur, deren zentrales, hier interessierendes Merkmal eine große Durchlässigkeit der eigenen Person gegenüber den Gefühlen anderen Menschen ist, äußert sich bei **medizinischem Personal** im Umgang mit Patienten vorwiegend in der Schwierigkeit, sich gegenüber dem Fühlen eines Patienten abzugrenzen. Mit dieser Schwierigkeit gehen viele Menschen so um, daß sie eine große innere Distanz zwischen sich und dem anderen herstellen. Schizoide Menschen sind oft hin- und hergerissen zwischen dem Wunsch, eine enge Beziehung herzustellen, in der die Unterschiede zwischen Ich und Du aufgehoben sind und dem Wunsch, ganz bei sich zu bleiben, sich als eine unverwechselbare Persönlichkeit zu erleben, die sich von allen anderen unterscheidet.

Bei stark schizoiden **Patienten** kann man beobachten, daß sie eine gestörte Beziehung zu ihrem Körper haben. Zum Beispiel merken sie oft nicht, wenn ihnen zu kalt ist, auch Schmerzen können von ihnen „übersehen“ werden, wenn sie sich auf ihre psychische Innenwelt konzentrieren. Hat der schizoide Patient Schwierigkeiten in der Regulierung von Nähe und Distanz, kann er zum Beispiel während eines Asthmaanfalles der diensttuenden Schwester oder dem diensttuenden Arzt signalisieren, daß er Nähe und Verständnis möchte, sich aber gleichzeitig so verhalten, daß Schwester oder Arzt sich zurückgestoßen fühlen. In diesem Widerspruch zwischen Wunsch und Verhalten drückt sich die Zwiespältigkeit gegenüber Nähe aus: sie wird gewünscht, gleichzeitig aber auch gefürchtet, weil der Betreffende Angst hat, sich als Person in der Beziehung zum anderen zu verlieren.

Narzißtische Menschen haben in ihrer frühen Kindheit die Erfahrung gemacht, daß sie anderen nicht wichtig waren. Sie haben darauf so reagiert, daß sie ihrerseits andere Menschen als Personen nicht mehr wahrnahmen, sondern nur als ein Bündel von Funktionen, während sie sich selbst als einzigartige und wichtige Person auffaßten. Narzißtischen Menschen ist Funktionieren in jeder Form wichtig, die persönlichen Beziehungen sind eingeschränkt. Narzißtische Menschen werden selten Ärztin oder Arzt, Schwester oder Pfleger, weil sie sich für Menschen so wenig interessieren oder wenn sie diesen Beruf ergriffen haben, tun sie sich leichter mit den technischen Aspekten als mit den persönlichen. Narzißtische Menschen erwarten von den Personen in ihrer Umgebung Bestätigung und Bewunderung. Es kränkt narzißtische Menschen mehr als andere, wenn sie selbst nicht „gut" funktionieren können. Das bringt besondere Schwierigkeiten bei der Verarbeitung von Krankheiten von dauernder Funktionseinschränkung.

Depressive Menschen sind zu den narzißtischen in vieler Hinsicht spiegelbildlich. Sich selbst erleben sie als unwichtig; sie trauen sich oft auch wenig zu. Dagegen sind andere Menschen wichtiger als sie selbst. Eine solche Einstellung ist in geringer Ausprägung bei einem helfenden Beruf nützlich. Sie hat aber auch Nachteile. **Depressive Angehörige des medizinischen Personals** überfordern sich und ihre Kolleginnen und Kollegen durch aufopfernde Arbeit, was dann zum sogenannten Burn out führen kann, ein Zustand der Erschöpfung, der mit einer Leistungsminderung einhergeht. Es entwickelt sich eine Abneigung gegen die Tätigkeit im eigenen Beruf, die Menschen mit Burnout wirken „ausgebrannt".

Depressive Patienten sind oft der Meinung, daß man sich nur von Berufs wegen für sie interessieren kann. Als Personen seien sie uninteressant. Das kann dazu führen, daß ein depressiver Patient immer wieder über Körperbeschwerden klagt mit dem Ziel, daß man sich um ihn kümmert. Da das medizinischen Personal sich von Berufs wegen im Kranke zu kümmern hat, gehen viele Depressive zum Arzt, von dem sie voraussetzen, daß sie als Patienten für ihn interessant sind und daß er sich um sie kümmern wird. Entsprechendes passiert dann, wenn ein solcher Patient im Krankenhaus ist: er fordert Zuwendung auf dem Wege über seine Beschwerden oder er verlangt diagnostische

Maßnahmen zum Ausschluß aller Krankheiten. Wenn die Befürchtungen, solche Krankheiten zu haben, unbegründet ist, ruft ein solches Verhalten des Patienten oft ablehnende Reaktionen bei Ärzten und Pflegepersonal hervor. Gelingt es, sich klarzumachen, daß hinter einem solchem Verhalten eine negative Selbsteinschätzung steht („als Person bin ich unwichtig"), ärgert man sich meist weniger und verhält sich deshalb weniger ablehnend. Natürlich ist es zunächst einmal schwer einzusehen, daß jemand diagnostische Maßnahmen als Zuwendung erlebt. Ein Mensch mit einer anderen Persönlichkeitsstruktur erlebt solche Maßnahmen vielleicht als unangenehm und versucht, sie zu vermeiden. Zum Verständnis kann beitragen, wenn man sich klarmacht, daß Patienten einer Intensivstation einen hohen apparativen Einsatz oft als Zuwendung erleben und dankbar dafür sind, daß man ihr Leben durch den Einsatz dieser Apparate sichern will, auch wenn der apparative Aufwand von einem Gesunden eher als unangenehm erlebt wird, wenn er sich vorstellt, er wäre der Patient. Hier stößt man wieder einmal an Grenzen der Einfühlung.

Zwanghafte Menschen zeichnen sich unter anderem durch große Genauigkeit und Gründlichkeit aus, die allerdings ein solches Ausmaß annehmen könnte, daß die Arbeitsproduktivität leidet, zumal sie oft Schwierigkeiten haben, Wesentliches von Unwesentlichem zu unterscheiden. Entscheidungen treffen solche Menschen nach einem starren Schema. Steht ein solches Schema nicht zur Verfügung, haben sie oft Schwierigkeiten, sich zwischen zwei Alternativen zu entscheiden, bei Ärzten zum Beispiel zwischen einer operativen oder einer konservativen Behandlung. Viele dieser zwanghaften Menschen sind in einer Familie aufgewachsen, wo entweder starre Ordnungen und Regeln herrschten, die sie dann übernommen haben oder gerade umgekehrt in einer chaotischen Familie, in der sie selbst die Einzigen waren, die für Ordnung sorgen konnten, weshalb Ordnung für sie zu einem großen Wert wurde. Zwanghafte Patienten legen großen Wert darauf, daß wirklich alles vollständig untersucht wird. Oft bringen sie eine Sammlung von Krankenunterlagen mit, weil sie der Meinung sind, daß der Arzt, zu dem sie als Patient kommen, eine richtige Entscheidung nur dann treffen kann, wenn er alles über sie weiß. Beim Erheben einer Krankengeschichte bringen sie oft viel Material. Durch denjenigen, der die Krankengeschichte erhebt, lassen sie sich dabei wenig beeinflussen, weil sie eine Vorstellung darüber mitbringen, wie es in der Diagnostik laufen soll, von der sie nicht abrücken, weil sie fürchten, daß sonst etwas schiefläuft.

Manche **zwanghafte Patienten** protestieren gegen die von den Eltern übernommene Ordentlichkeit innerlich, was sich darin äußert, daß sie ärztliche oder pflegerische Anordnungen „vergessen". Sie wollen sich nicht in ein Schema pressen lassen, zum Beispiel; dreimal täglich ein bestimmtes Medikament in einer bestimmten Dosierung einzunehmen. Wenn ich „vergessen" hier in Anführungszeichen gesetzt habe, will ich damit ausdrükken, daß es sich oft nicht nur um einfaches Vergessen handelt, sondern um ein „Vergessen" unter dem Einfluß des unbewußten Impulses, das Medikament nicht zu nehmen. Die Merkfähigkeit des Patienten ist dann nicht gestört. Das Vergessen unterscheidet sich vom Vergessen aufgrund einer Schwäche des Gedächtnisses dadurch, daß es einen Sinn macht, wenn man den unbewußten Impuls, einer Anordnung nicht zu folgen, in die Betrachtung miteinbezieht. Auch wo es lästig ist, sollte man einem solchen Patienten den Sinn von Anordnungen genau erklären, um ihn zu einer Kooperation zu bringen, in der er sich weniger „herumkommandiert" als vielmehr persönlich an der Verantwortung beteiligt fühlt.

Im Unterschied zu den zwanghaften Patienten sind **hysterische** oft dankbar, wenn man die Verantwortung dafür übernimmt, daß etwas Sinnvolles und Zweckmäßiges in der Behandlung geschieht, auch wenn sie dagegen protestieren. Der Protest ist dann offener, weniger indirekt als beim zwanghaften Patienten. Auch die hysterischen Patienten mögen sich einem Schema nicht gerne einordnen, es geht ihnen aber weniger um Unterordnen als um Begrenzungen ihrer Spontaneität. Im Krankenhaus fühlen sie sich unter Umständen wie in einer Zwangsjacke. Andererseits wissen sie aber, daß sie sich durch ein willkürliches Verhalten schaden können und übertragen deshalb einen Teil der Verantwortung für sich selbst an andere. Bei hysterischen Menschen sind die Beziehungen oft stark geschlechtsabhängig:

ein Mann kann unproblematische Beziehungen zu Männern, aber problematische zu Frauen haben oder umgekehrt. Entsprechend kann eine Frau problematische Beziehungen zu Frauen haben und unproblematische zu Männern oder umgekehrt. Das hängt damit zusammen, daß die hysterische Persönlichkeitsstruktur zu einer Zeit entsteht, wo die Geschlechtsunterschiede für das Kind wichtig werden. Wie sich jemand als Mann oder Frau in der Beziehung zu Frauen oder Männern als Erwachsener fühlen wird, hängt in beträchtlichem Ausmaß von der Art seiner Beziehungen zu den Eltern im 4. und 5. Lebensjahr ab.

Hysterische Ärztinnen und Ärzte, Schwestern und Pfleger haben oft Schwierigkeiten in ihrem Beruf. Die medizinischen Maßnahmen müssen zuverlässig durchgeführt werden. Für Spontaneität ist da weniger Raum als ein hysterischer Mensch gerne hätte. Das medizinische Personal muß, soweit es um ärztliche oder pflegerische Verrichtungen geht, sachbezogen handeln, nicht so „wie es einem gerade einfällt". Man kann sagen, daß hysterische Menschen in ihrer Entwicklung in mancher Hinsicht auf einem kindlichen Niveau stehengeblieben sind. Die spontane Lebhaftigkeit von Kindern wird im allgemeinen geschätzt. Von jemandem, der Verantwortung trägt, erwartet man aber ein sachbezogenes Verhalten. Das muß eine gewisse Lockerheit im persönlichen Umgang nicht ausschließen, sofern auf der sachlichen Ebene den Anforderungen entsprochen wird, die eine ärztliche und pflegerische Tätigkeit stellt. Hysterische **Patienten** suchen die Aufmerksamkeit und Wertschätzung des medizinischen Personals oft durch den Einsatz ihrer Geschlechtseigenschaften zu gewinnen, sie flirten zum Beispiel. Beim Befolgen ärztlicher und pflegerischer Anordnungen sind sie oft unzuverlässig, weil sie ihre „Spontaneität" nicht durch andere einschränken lassen wollen.

Insgesamt kann man sagen: Den Umgang mit Patientinnen und Patienten und mit sich selbst kann es erleichtern, wenn man weiß, wie verschiedene Charaktere sich im Erleben und Handeln auswirken.

Zum Umgang mit „nörgelnden" Patienten

Unter Nörgeln versteht man meist eine unberechtigte Kritik. Wenn jemand einmal eine unberechtigte Kritik äußert, wird man ihn noch nicht als „Nörgler" bezeichnen. Zum Nörgeln gehört die Wiederholung.

In Supervisionen hört man gelegentlich die Frage: **„Wie soll ich mit einem nörgelnden Patienten** umgehen?" Diese Frage kann man nicht pauschal beantworten. Die Tendenz zu nörgeln leitet sich unter anderem aus dem Charakter des Patienten ab. Sie zeigt sich nicht nur im Krankenhaus. So gibt es zwanghafte Menschen, die immer, wenn sie neu irgendwohin kommen, eine festgelegte Meinung davon mitbringen, wie alles ablaufen sollte. Wenn etwas nicht läuft wie erwartet, nörgeln sie.

Es gibt Menschen, die nörgeln, um auf sich aufmerksam zu machen. Manche Nörgler haben es nicht gelernt, Menschen für sich zu gewinnen, so daß sich diese aus persönlichem Interesse und Sympathie ihnen zuwenden. Sie machen dann durch Kritik auf sich aufmerksam.

Anderen wieder macht es Spaß, durch Kritik Macht auszuüben. Solche Menschen rufen die heftigsten Gegenreaktionen hervor. Andere wieder vertragen die Nähe nicht, die sie sich wünschen. Wenn sie nörgeln, wendet der andere sich ihnen zu, es besteht aber eine aggressive Spannung, in der sich beide Partner voneinander abgrenzen, indem sie Gegenpositionen einnehmen. Dennoch bleiben sie intensiv auf einander bezogen. Für viele schizoide Menschen ist das die einzig mögliche Form intensiveren Kontakts.

Nicht immer hat der Recht, der von einem anderen sagt, er nörgle. Auch berechtigte Kritik kann manchmal als Nörgeln aufgefaßt werden.

Eine Kritik kann sich immer wiederholen, wenn etwas zu recht Kritisiertes nicht abgestellt wird, solange der Kritisierende nicht resigniert.

Als Nörgler kann auch jemand bezeichnet werden, der eine an sich berechtigte Kritik zur Unzeit vorträgt; zum Beispiel, wenn es um andere und wichtigere Dinge geht. In einem Krankenhaus, wo das Personal dauernd überlastet ist, kommt Kritik allerdings immer zur Unzeit.

Der oder die Kritisierte hat dann den Eindruck, seine oder ihre Situation würde nicht gesehen, sonst würde der nörgelnde Patient sie nicht mit seinem Nörgeln belästigen und noch mehr belasten.

Es gibt Menschen, die sonst ohne Einfluß sind und über deren Meinungen und Wünsche ein jeder hinweggeht; oft deshalb, weil sie nicht über die soziale Kompetenz verfügen, Einfluß zu gewinnen. Im Krankenhaus, wo sie meinen, aufgrund ihrer Krankheit nunmehr endlich ein Anrecht darauf zu haben, daß man sich um sie kümmert, verhalten sich solche Menschen oft sehr anspruchsvoll; und im Rahmen dieser Ansprüchlichkeit nörgeln sie. Vielleicht ist das einer der häufigsten Gründe für das Nörgeln von Patienten. Mir ist es jedenfalls immer aufgefallen, daß Menschen, die in ihrem beruflichen Leben großen Einfluß auf andere Menschen haben, ausgesprochen angenehme Patienten sein können; daß sie sich gerade nicht ansprüchlich verhalten. Sind einflußreiche Menschen dennoch ansprüchlich, befinden sie sich meist noch nicht lange in der einflußreichen Position. Menschen mit Einfluß haben es nicht nötig, im Krankenhaus über das Vertreten ihrer legitimen Interessen hinaus Einfluß auszuüben. Die Volksweisheit: Wer nicht wichtig ist, muß sich wichtig machen (und umgekehrt: Wer wichtig ist, braucht sich nicht wichtig zu machen) scheint hier zuzutreffen.

Vielleicht kommt noch hinzu, daß Menschen, die in Führungspositionen aufsteigen, die Führungsposition in der Regel nicht nur durch Fachkompetenz sondern auch durch Kompetenz im Umgang mit Menschen erwerben. Nörgeln gehört sicher nicht zu einem kompetenten Umgang mit Menschen.

Es ist oft schwer, sich in nörgelnde Menschen so weit einzufühlen, daß man sich weniger über sie ärgert. Das hängt sicher damit zusammen, daß viele Ausgangslagen, aus denen heraus genörgelt wird, für den Nörgelnden selbst sehr unangenehm sind. Sie sind deshalb auch unangenehm einzufühlen. Die Einfühlung wird natürlich dadurch erschwert, daß man als der, an dem „herumgenörgelt“ wird, ja das Ziel von Angriffen ist. Wer angegriffen wird, denkt in erster Linie daran, sich zu verteidigen, nicht unbedingt daran, sich einzufühlen und den anderen zu verstehen. Vielleicht ist der beste Weg, mit nörgelnden Patienten gut umgehen zu lernen der, daß man seine eigene berufliche Kompetenz erweitert und festigt und dadurch im Umgang mit nörgelnden Patienten eine Position der Sicherheit gewinnt, aus der heraus man das Nörgeln nicht mehr als gefährdend erlebt.

Umgekehrt reagieren selbstunsichere Menschen auf Nörgler oft überschießend. Sie werden durch das Nörgeln mehr gekränkt als andere. Manche Menschen, die von sich eine schlechte Meinung haben, empfinden jede Kritik als eine Bestätigung dieser schlechten Meinung. Sie ziehen sich entweder schuldbewußt zurück und geben dem Nörgler recht oder sie greifen ihn ihrerseits an, wobei es sie entlastet, daß die Gegenangriffe des „Nörglers“ von außen kommen statt wie sonst aus dem eigenen Innern heraus.

> Insgesamt kann man sagen, daß der Umgang mit nörgelnden Patienten die eigene Geduld sehr auf die Probe stellt. Auch hier kann aber Verstehen helfen.

Hindernisse bei der Krankheitsbewältigung

Wenn Ärztinnen und Ärzte, Schwestern und Pfleger sich fragen, wie sie Patienten bei der Krankheitsbewältigung helfen können, gilt es einzuschätzen, über welche seelischen Kräfte ein Patient verfügt und sich darin einzufühlen, welche Verunsicherungen und Ängste es bei dem Patienten hervorruft, krank zu sein.

> Bei einer Krankheit, die zum Tode führen wird, und über die ein Patient aufgeklärt ist, werden meist Leugnungsmechanismen einsetzen.

Aussagen des medizinischen Personals, die als Hoffnung versprechend gedeutet werden können, ergreifen viele Patienten begierig. Andere wieder sind Ermunterndem gegenüber skeptisch. Unter Umständen schätzen sie die Lage ungünstiger ein als sie ist. Bestehen 10 % Chancen, daß der Patient überlebt, stellt er sich auf 0 % ein.

> Auf Extremsituationen reagieren die meisten Menschen extrem. Die Aufgabe des medizinischen Personals ist es hier, mäßigend zu wirken: dem Extremen entgegen. Ein Patient, der Gefahren leugnet und sich selbst überlastet, wodurch er die Chancen, die er hat, vermindert, muß auf die Gefahren seines Zustands hingewiesen werden. Ein Patient, der nur noch schwarz sieht, wäre auf die Chancen aufmerksam zu machen.

Stellt sich ein Patient auf die Rolle des chronisch Kranken ein, wird er überlegen müssen, was ihm im Leben nunmehr wichtig ist. Koppelungen zwischen Existenzberechtigung und Leistung kann der Patient im günstigen Falle in Frage stellen, oder er kann daran festhalten und resignieren. Viele chronisch erkrankte Patienten ändern ihr Wertesystem. Sie erleben Beziehung nunmehr als wichtiger denn Leistung. Dabei tun sich Männer meist schwerer als Frauen, die Beziehungen meist von vorneherein höher bewerten als der Durchschnitt der Männer das tut. Aber auch Frauen können sich schwertun, wenn sie

Beziehungen zwar höher bewerten, aber nicht damit rechnen können, daß ihr Partner ihnen auf der Ebene der Beziehung das entgegenbringen wird, was sie möchten. Im Gegenteil: Handelt es sich um eine Partnerschaft in klassischer Rollenverteilung, wird der Mann unter der eingeschränkten Leistungsfähigkeit der Frau in sehr direkter Weise leiden und sich eventuell vernachlässigt fühlen, während die Rolle des das Geld nach Hause bringenden Ernährers einer Familie eher von staatlichen Stellen ersetzt werden kann, indem zum Beispiel eine Rente gewährt wird. Auch deshalb, weil die Frauen von ihren Männern oft weniger Zuwendung erwarten als Männer von ihren Frauen, verschieben viele Frauen ihre Bedürfnisse und Wünsche nach Zuwendung auf das medizinische Personal, was mit ein Grund sein dürfte, warum die meisten Schwestern und Pfleger Arbeit auf einer Männerstation einfacher und leichter finden als auf einer Frauenstation.

Schwer körperlich Kranke denken und hoffen nicht selten, ihre Krankheit sei psychisch bedingt. Das gilt besonders für Krankheiten, bei denen ein ungünstiger Ausgang vorausgesehen werden muß, während psychisch Kranke ja oft meinen und hoffen, ihre Krankheit sei körperlich bedingt und könne leicht geheilt werden, wenn man nur eine körperliche Ursache findet.

Vor einigen Jahren wurde ein Buch viel gelesen, das ein Patient mit einer bösartigen Erkrankung geschrieben hatte (Zorn 1979). Der Patient begab sich in eine Psychoanalyse. Schädigende Einflüsse in seiner Familie wurden aufgearbeitet und der Patient hatte die Hoffnung, seine bösartige Erkrankung könne dadurch aufgehalten und geheilt werden. Sicher kann die Bearbeitung von Beschädigungen, die in der Primärfamilie erlitten worden sind, in jeder Lebenssituation nützen, auch wenn es darum geht, mit einer schweren Krankheit umzugehen. Wer etwas von bösartigen körperlichen Krankheiten versteht, muß aber der Meinung sein, daß eine Heilung jener Krankheit nicht zu erwarten war. Der Patient ist an seinem bösartigen Leiden gestorben. Die Psychoanalyse hat ihm wohl nicht geschadet. Unter anderem vermittelte sie ihm vielleicht Hoffnung.

In Heidelberg, wo ich mein medizinisches Staatsexamen machte, wurde die Geschichte von einer Patientin erzählt, die wegen einer Schluckstörung psychotherapeutisch behandelt wurde. In Wahrheit litt sie unter einem Speiseröhrenkrebs. Mir sind auch Fälle bekannt geworden, wo eine multiple Sklerose als neurotisch bedingt angesehen wurde. Hier handelt es sich nicht immer nur um Fehldiagnosen von seiten des Psychotherapeuten.

Manche Patienten stellen ihr Krankheitsbild auch so dar, daß man eher an eine seelische als eine körperliche Erkrankung denkt, eben weil sie die Hoffnung haben, es sei „nur psychogen".

Die Zahl der Patienten, die an einer psychisch bedingten Krankheit leiden, die als körperlich bedingt verkannt wird, dürfte erheblich größer sein als die Zahl derer, bei denen das Umgekehrte der Fall ist.

Auch hier hängt die Fehldiagnose sicher unter anderem damit zusammen, daß die Patienten sich so darstellen, wie sie sein möchten: körperlich krank. Natürlich kann auch die Erwartung der Körperärzte, Krankheiten seien körperlich bedingt, eine Rolle spielen. Für viele Menschen ist es kränkend, daß ihre Krankheit seelische Ursachen hat und sie versuchen, das nicht zu sehen. Daß es kränkend ist, seelisch krank zu sein, hängt sehr stark mit den Einschätzungen durch die Umwelt zusammen. In einem psychotherapeutischen Krankenhaus, wo man „dazugehört", wenn man psychisch bedingte Symptome hat, ändert sich die Einstellung solcher Patienten oft innerhalb weniger Wochen. Während die Angst vor Kränkung Patienten veranlaßt, eine körperliche Verursachung anzunehmen, wo eine seelische naheliegt, ist es bei körperlich Kranken, die hoffen, die Krankheit sei „nur seelisch bedingt", die Angst vor den Auswirkungen einer körperlichen nichtbehandelbaren Erkrankung, oft vor dem Tode, die sie dazu motiviert, eine solche Krankheitsentstehung anzunehmen oder zumindest zu erhoffen.

Insgesamt kann man sagen: Schwere, die Existenz oder den sozialen Status beeinträchtigende Belastungen beeinträchtigen das Wahrnehmen von innerer und äußerer Realität, was man den Patientinnen und Patienten nicht zum Vorwurf machen kann.

Lebensziele und Krankheit

Viele Menschen fragen sich gegen Ende ihres Lebens, ob sie ihre Lebensziele erreicht haben. Daran messen sie ihren Lebenserfolg.

Es macht einen großen Unterschied, ob sich jemand in dem Bewußtsein, seine Lebensziele erreicht zu haben, mit der Endlichkeit seines Lebens konfrontiert oder ob er oder sie den Eindruck hat, gemessen an den eigenen Lebenszielen gescheitert zu sein.

Daß man Erfolg an den Zielen mißt, erscheint vielleicht selbstverständlich. Viele machen sich aber die Konsequenzen nicht klar. Ob jemand seine Lebensziele erreicht, hängt unter anderem davon ab, ob diese Lebensziele mit den eigenen Möglichkeiten in Einklang standen. Überhöhte Lebensziele können bewirken, daß jemand sich als gescheitert ansieht, obwohl er mehr erreicht hat als ein anderer mit enger gesteckten Zielen und umgekehrt: jemand kann das Gefühl haben, sein Leben sei ein Erfolg gewesen, obwohl er weniger erreicht hat als andere, die mit den Ergebnissen ihres Lebens unzufrieden sind, weil sie sich höhere Ziele gesteckt haben.

Eine jede Lebensplanung enthält, offen oder verdeckt, eine Zeitvorstellung. Man sagt sich etwa: mit 40, 50, mit 60, mit 70 oder mit 80 möchte ich sagen können, daß ich dies oder jenes erreicht habe. Man kann seinen Lebenszielen hinterherlaufen, oder aber ihnen vorauseilen, um sicher zu sein, sie zu erreichen. Erfolge, mit denen man nicht gerechnet hat, können die Einschätzung des eigenen Lebenserfolgs günstig beeinflussen. Ich selbst hatte früh das Glück, durch eine Verbesserung bei der Anwendung der Herz-Lungen-Maschine die Sterbehäufigkeit in einer cardiochirurgischen Klinik wesentlich zu senken. Eine Zeitlang hatte ich das Gefühl, eigentlich genug erreicht zu haben. Später nahm ich mir dann doch vor, mehr und anderes zu erreichen. In späteren Lebensabschnitten trat jener Erfolg meiner jungen Jahre in den Hintergrund, die neu angestrebten Ziele in den Vordergrund.

Menschen, die in jungen Jahren damit konfrontiert sind, sterben zu müssen, haben sich damit auseinanderzusetzen, daß ihnen Lebensgenuß und Lebenserfahrung entgehen, aber auch damit, daß Lebensziele, die vielleicht gut erreichbar schienen, nun nicht mehr erreicht werden, zum Beispiel der Wunsch, zu erleben, daß die Kinder auf eigenen Beinen stehen oder daß ein Betrieb, mit dessen Aufbau sie beschäftigt waren, ihr eigenes Leben überdauern könnte.

Häufiger als man denken würde, ist Menschen das Erreichen derartiger Lebensziele wichtiger als das Leben selbst. Nicht ganz wenige Menschen würden es in Kauf nehmen, daß ihr Leben sich verkürzt, wenn sie sicher wären, daß sie innerhalb des kürzeren Zeitraums ihre Ziele erreichen. Einem Künstler oder Wissenschaftler oder dem Inhaber eines Betriebes wird man eher unterstellen, daß er für seine wissenschaftliche, künstlerische oder unternehmerische Tätigkeit lebt als jemandem, der realistisch betrachtet, nur sehr bescheidene Ziele erreichen kann. Hier geht es aber um die subjektive Einschätzung. Es kommt nicht darauf an, welche Bedeutung das, was ein Mensch erreichen will, nach irgendeinem objektiven Maßstab hat, sondern wie er oder sie die Bedeutung des zu Erreichenden bewertet.

Nicht immer sind die Lebensziele leicht greifbar. Bei Menschen, die den Sinn ihres Lebens darin sehen, anderen zu dienen oder zu helfen: eine Auffassung, die man bei vielen Ärzten und Angehörigen des Pflegepersonals antreffen kann, spielt die Menge des Erreichten eine geringe Rolle. Es kommt mehr darauf an, ob sie sich immer bemüht haben, zu helfen.

Manchmal werden die Lebensziele auch durch Investitionen beeinflußt, die jemand in seiner Ausbildung macht. Wer etwas gelernt hat, wünscht meist, es anzuwenden. Ist ihm das nicht mehr möglich, trauert er der entgangenen Funktionslust, dem entgangenen materiellen Gewinn und der Anerkennung nach, die ihm nun nicht mehr zuteil werden können. Vielleicht hat er auch das Gefühl, die Menschen, die ihn ausgebildet haben, hätten etwas in ihn investiert, das er nun durch die Anwendung des Gelernten zurückzahlen müsse.

Bei vielen Menschen tritt im Alter etwas ein, das man sehr ungefähr und sehr allgemein als Lebensmüdigkeit bezeichnen könnte.

Gleich, ob die Lebensziele erreicht wurden, was diesem Gefühl der Müdigkeit einen wohligen Aspekt verleihen kann oder ob sie nicht erreicht wurden, jedenfalls wirkt sich die allgemeine Lebensmüdigkeit so aus, daß der Betreffende das Gefühl hat, nicht mehr leisten zu müssen, weil man weitere Leistungen von ihm oder ihr nicht mehr erwarten könne.

Dieses Gefühl der Altersmüdigkeit ist von einem Gefühl der Müdigkeit bei einer Depression zu unterscheiden, die auch bei jüngeren Leuten auftreten kann. Alte Leute, die sagen, daß sie sterben möchten, können altersmüde sein, oder sie können das Gefühl haben, ihre Lebensziele seien erreicht und nun könnten sie ruhen. Sie können aber auch schlicht depressiv sein. Wird die Depression behandelt, tritt das Gefühl der Lebenskraft wieder auf.

Insgesamt kann man sagen: Sich die Lebensziele eines Menschen vorzustellen oder mit ihm darüber zu sprechen, macht es leichter zu verstehen, warum eine Patientin oder ein Patient die Krankheit so und nicht anders verarbeitet.

Vorsorge und ihre Grenzen

Weniger als die Hälfte der Männer und Frauen im entsprechenden Alter nehmen an den Krebsvorsorgeuntersuchungen teil. Wahrscheinlich hängt das in erster Linie damit zusammen, daß eine Krebsdiagnose wegen der unsicheren Heilungschancen gefürchtet wird.

Bei vielen Arten von Krebs ist die Wahrscheinlichkeit groß, daß sie geheilt werden können, wenn man sie früh erkennt. Aber selbst dann fürchten viele Menschen die Belastung durch den verstümmelnden Charakter mancher Krebsoperationen und durch die Nebenwirkungen einer Chemotherapie oder Strahlentherapie.

So werden viele Krebse erst erkannt, wenn es für eine Heilung zu spät ist, weil viele Leute in dem Stadium, wo der Krebs noch keine Beschwerden macht, eine Untersuchung aus Angst vor der Diagnose aufschieben und sich erst untersuchen lassen, wenn Beschwerden da sind. Andererseits gibt es Menschen mit pathologischer Krebsangst, die sich immer wieder untersuchen lassen, weil sie durch keine Untersuchung zu beruhigen sind. **Nur eine Minderheit der Menschen geht mit der Möglichkeit, schwer zu erkranken, „vernünftig“ um.**

Für die Möglichkeit einer Krebserkrankung gilt das in besonderem Maße.

Von seiten mancher Ärzte wird auch nicht genug getan, um Patienten zu Vorsorgeuntersuchungen zu motivieren. Ein Arzt, der merkt, daß es einem Patienten unangenehm ist, an die Möglichkeit einer Krebserkrankung auch nur zu denken, scheut sich vielleicht, eine Untersuchung anzubieten, die an die Möglichkeit erinnern muß, an Krebs erkrankt zu sein. Während jüngere Leute sich nicht gern untersuchen lassen, weil sie eine Krebserkrankung für relativ unwahrscheinlich halten, was sie nach den Statistiken ja auch ist, fürchten ältere Leute eben, daß sie wirklich Krebs haben könnten. An diese Möglichkeit möchten sie aber nicht denken. Das kann dazu führen, daß jemand, der in einem früheren Abschnitt seines Lebens zur Vorsorgeuntersuchung ging, später „vergißt“, sich untersuchen zu lassen. Es gibt ja auch Menschen, die gerade bei Glatteis vergessen, im Auto den Sicherheitsgut anzulegen, weil der sie an die Möglichkeit eines Unfalls erinnert, ähnlich wie die Vorsorgeuntersuchung eben an die Möglichkeit einer Krebsdiagnose. Selbstverständlich spielt bei der Angst vor Krebs auch die Angst vor der mit einem Krebsleiden oft verbundenen Arbeitsunfähigkeit eine Rolle. Ein Arzt, der eine Praxis gegründet und sich hoch verschuldet hat, wird die Vorsorgeuntersuchung vielleicht eher „vergessen" als ein finanziell gut abgesicherter Arzt im Gesundheitsamt.

Bei den Nachuntersuchungen von Krebskranken, die längere Zeit symptomfrei waren, spielen die hier beschriebenen Probleme auch eine große Rolle. Die meisten Krebskranken wissen, daß die Prognose meist schlecht ist, wenn der Krebs wieder auftritt. Deshalb ist die Angst vor einer zweiten Krebsdiagnose meist größer als die vor einer ersten.

Der Kranke und sein Essen

Das Essen hat im Leben verschiedener Menschen einen sehr unterschiedlichen Stellenwert. Manche essen nur, um sich zu ernähren. Sie betrachten das Essen als eine Notwendigkeit, vergleichbar dem Betanken eines Autos.

Für andere bedeutet das Essen Lebensgenuß. Es kann auch Freiheit bedeuten: die Freiheit, essen zu können, was und wieviel man will.

Menschen, die das Essen als etwas Notwendiges, aber nicht besonders Genußvolles erleben, haben in der Regel wenig Probleme damit, eine Diät einzuhalten. Sie sind es gewohnt, nicht mehr zu „tanken" als notwendig ist, und wenn man sie davon überzeugt, daß weniger notwendig ist und daß die Nahrung eine bestimmte Zusammensetzung haben muß, richten sie sich darauf ein, ohne die Notwendigkeit, das zu tun, als sehr belastend zu empfinden.

Menschen, für die das Essen wesentlichen Lebensgenuß darstellt, sind in der Regel dann bereit, darauf zu verzichten, bestimmte Nahrungsmittel zu sich zu nehmen, wenn man ihnen andere gutschmeckende dafür anbietet, wie das die moderne Diätetik ja versucht zu tun; häufig mit gutem Erfolg, manchmal mit weniger gutem.

Diäten sind unterschiedlich leicht einzuhalten. Eine Diabetesdiät wird, was die Zusammensetzung angeht, oft leicht akzeptiert. Schwieriger ist es bei einer sehr fettarmen oder salzarmen Diät, weil fast alle gewohnten Nahrungsmittel von den Einschränkungen betroffen sind. Die Einschränkung der gesamten Nahrungsmenge macht bekanntlich große Probleme. Während jemand, der kein Salz und kein Fett essen darf, vielleicht auch einmal damit zufrieden sein kann, Obst zu essen; das aber soviel er will, erlebt jemand, dessen Nahrungsmittelmengen eingeschränkt werden, die Beschränkung bei jeder Mahlzeit. Bei der Diabetesdiät werden die Mengen und wird die Zusammensetzung der Nahrungsmittel verändert, aber nicht in extremem Ausmaß. Das ist ein wesentlicher Unterschied zu einer fett- oder salzarmen Diät oder zu einer Reduktionskost. Übergewichtige Diabetiker erleben die zur Reduktion des Gewichtes nötige Reduktionskost allerdings ähnlich einschränkend wie Fettsüchtige ohne Diabetes.

Die größten Schwierigkeiten mit dem Einhalten von Diät haben solche Menschen, für die das bezüglich der Zusammensetzung und der Mengen völlig wahlfreie Essen Freiheit bedeutet. Diese Menschen erleben eine Diät ähnlich, wie sie vielleicht einen Aufenthalt im Gefängnis erleben würden.

Freiheit ist für viele Menschen ein hoher Wert. Sie wird vor allem dann hoch geschätzt, wenn sie fehlt oder wenn sie in früheren Zeiten des Lebens gefehlt hat. Einschränkungen in der Wahlfreiheit im Essen können solche Menschen sehr schwer ertragen. Manchmal hilft es, wenn der Arzt oder die Diätassistentin oder die Krankenschwester oder der Pfleger den Patienten vermittelt, daß sie sich in diese spezifische Art der Beschränkung einfühlen können. Was dem Patienten vermittelt werden sollte, ist auf der einen Seite das Verständnis für Schwierigkeiten, die er mit einer Einschränkung der Wahlfreiheit im Essen hat, auf der anderen Seite aber auch die Notwendigkeit einer solchen Diät im Hinblick auf die mittel- und langfristigen Folgen, wenn die Diät nicht eingehalten wird.

Diäten sollten nicht schematisch verordnet werden. Wenn ein Arzt einem alten Menschen, der voraussichtlich nicht mehr lange zu leben hat, weil er an einer ausgedehnten Arteriosklerose leidet, in einer reflexhaften Reaktion auf das erhöhte Cholesterin eine cholesterinarme Diät verordnet, schränkt er die Lebensqualität des Patienten vielleicht ein, ohne durch diese Form der Diät noch etwas zu bewirken. Man kann sagen, daß bei einer Diät das Prinzip, der Nutzen müssen gegen die Nebenwirkungen abgewogen werden, Anwendung finden sollte. Unter der Hauptwirkung der Diät kann man das angestrebte therapeutische Ziel verstehen. Unter den Nebenwirkungen wären die Unannehmlichkeiten zu verstehen, die das Einhalten einer Diät für den Patienten bedeutet.

Menschen, die sonst nichts haben, an dem sie sich freuen können, richten ihre Gedanken oft auf das Essen. Manche lassen sich gerne überraschen: sie wollen vorher gar nicht wissen, was es zu essen geben wird oder sie lassen sich zumindest dadurch überraschen, wie eine bestimmte Speise zubereitet ist. Während längerer Aufenthalte im Krankenhaus oder in einem Pflegeheim wiederholen sich aber die Speisen.

Andere wieder legen Wert darauf, zwischen zwei Speisen oder Speisenfolgen wählen zu dürfen. Sie können dann auswählen, was ihnen voraussichtlich besser schmeckt. Das ist aber nicht der einzige Grund, weshalb diese Wahlmöglichkeit vielen Patienten wichtig ist. Patienten müssen sich sonst an das Leben in der Institution, wo sie sich aufhalten, in fast allem anpassen und vermissen es, Entscheidungen treffen zu können, und wenn es nur die Entscheidung ist, was sie essen wollen.

Insgesamt kann man sagen: Das Essen hat für die Patientinnen und Patienten eine große psychologische Bedeutung. Die psychischen Auswirkungen zu verstehen ist nicht einfach, wenn man selbst nie Probleme mit dem Essen hatte und nie über längere Zeit eine Diät einhalten mußte.

Alte Patienten

Mehr zu den Einschränkungen des Alters

Der rasche Wechsel der Lebensbedingungen hat zur Folge, daß Lebenserfahrung heute ganz real einen geringeren Wert hat als vor 25 oder 100 Jahren. Die Lebensbereiche, in denen es sinnvoll ist, nach dem Rat Älterer zu fragen, schrumpfen und werden weniger.

Schon immer war das Interesse alter Menschen mehr auf die Vergangenheit als auf die Zukunft gerichtet. In Zeiten, wo die Zukunft der Vergangenheit ähnlicher war, spielte das eine geringere Rolle als heute. Daß das Interesse der alten Menschen auf die Vergangenheit gerichtet ist, hat mehrere Gründe. Einmal hat der alte Mensch weniger Zukunft als Vergangenheit, zum anderen kann er sich auf die Zukunft zunehmend schlechter einstellen. Die Adaptationsfähigkeit nimmt mit dem Alter ab.

Die Hinwendung des alten Menschen zum Vergangenen wird nicht nur dadurch bedingt, daß wenig Zukunft bevorsteht, sondern auch durch eine gestörte Beziehung zur Gegenwart. Wenn, wie bei vielen alten Leuten, das Kurzzeitgedächtnis eingeschränkt ist, kann der alte Mensch aus der Gegenwart nur noch wenig behalten. Gegenwärtiges wird im Gedächtnis kaum noch gespeichert. Das schränkt die Möglichkeiten ein, die Gegenwart denkend zu bewältigen. Die Leiter in die Zukunft hat keinen festen Stand in der Gegenwart mehr.

Die Neugier nimmt im Alter ab. Worauf man sich schlecht einstellen kann, ignoriert man besser.

Ein Problem, mit dem fast alle alternden Menschen konfrontiert sind, ist die Multimorbidität. Mit dem Körper alternden Menschen ist es ähnlich wie mit einem alternden Auto. Abnutzungserscheinungen bedingen die Notwendigkeit von Reparaturen. Viele Schäden können aber nicht mehr repariert werden. Viele Beschwerden kann man durch Medikamente lindern, aber nicht mehr beheben. Auf Krankenstationen springt es ins Auge, daß alte Menschen mehr verschiedene Medikamente bekommen als junge. Ein Junger hat meist eine oder zwei Krankheiten, ein alter Mensch oft viele.

> Die Einengung der Interessen alter Menschen hängt aber nicht nur vom biologischen Alterungsprozeß ab. Sie hat auch mit sozialer Ausgrenzung zu tun. Viele alte Menschen können noch gut denken, aber nicht mehr so schnell. Es liegt im Zeitgeist, daß heutzutage die Geschwindigkeit, mit der ein Ergebnis erreicht wird, oft wichtiger genommen wird als die Qualität des Ergebnisses.

So hat man herausgefunden, daß alte Menschen bei Intelligenztests oft fast so gut und mancher besser abschneiden als jüngere Menschen, wenn man ihnen mehr Zeit läßt.

> Wann ein Mensch sich bezüglich der Leistungen, die sein Beruf von ihm verlangt, insuffizient fühlen muß, hängt im hohen Maße von der Art seiner Berufstätigkeit ab.

Ein Tennisspieler wird im allgemeinen früher „alt" sein als ein Fußballspieler, ein Chirurg früher als ein Psychiater. Künstler haben Höchstleistungen noch in hohem Alter vollbracht. Mathematiker werden früher „alt" als Physiker; Physiker früher als Philosophen. Diese Variationsbreite sollte sich jemand, der mit alten oder alternden Menschen umgeht, vor Augen halten. Das erleichtert es ihm, zu erkennen und sich klarzumachen, daß er vielleicht den Prozeß des Alterns nur aus seiner eigenen, berufsbezogenen Sicht einschätzt: Aus der Sicht einer Ärztin, eines Arztes, einer Schwester, eines Pflegers.

Die Altergrenze von 65 Jahren ist willkürlich: Für manche

Menschen liegt sie zu früh, für andere zu spät. Manche Menschen ersehnen den Zustand des Rentners oder Pensionisten (obwohl als Rentner oder Pensionisten fast alle Anpassungsschwierigkeiten haben), andere fürchten ihn.

Eine differenzierte Betrachtung des Alterns und der alten Menschen erleichtert den Umgang mit ihnen. Obwohl ich mir auch hier darüber im Klaren bin, wie sehr der Vergleich hinkt und wie gefährlich es eigentlich auch ist, Menschen mit Maschinen zu vergleichen, möchte ich doch darauf hinweisen, daß die Funktionsfähigkeit eines Autos stark von der Bereitschaft seines Halters zusammenhängt, sich um das Auto zu kümmern und es instandzuhalten. In Ländern, wo es nicht leicht ist, an Autos heranzukommen, werden Autos höher geschätzt. Dort können sie leicht 15 oder 20 Jahre alt werden. In Ländern, wo man leicht an Autos kommen kann, wirft man sie oft schon nach acht oder zehn Jahren auf den Schrott.

Der Wunsch, alte Menschen aus dem täglichen Leben auszugrenzen, hat auch etwas mit dem Wunsch nach Neuem zu tun. Es hängt ferner mit Ungeduld zusammen. Ob Alte noch nützlich sein können, hängt nicht nur von ihnen ab. Es hängt auch von den Menschen ab, die mit ihnen umgehen.

Schließlich sei noch auf ein merkwürdiges Phänomen hingewiesen, das heutzutage als selbstverständlich angesehen wird. Bei vielen Sportarten spielt die Zeit eine große Rolle. Beim Laufsport oder beim Abfahrtsschilauf kann es sein, daß der Zweite nur eine Hundertstelsekunde später am Ziel eintrifft als der Erste, der Dritte vielleicht zwei Hundertstelsekunden später. Der Vierte oder Fünfte wird oft nicht mehr genannt oder, wenn er genannt wird, schnell wieder vergessen. Auch den Zweiten und den Dritten ereilt meist ein entsprechendes Schicksal. Das Modell: Sport wird nun häufig auf das Alltagsleben übertragen. Auch deshalb traut man den Alten oft weniger zu, als sie leisten könnten.

Wenn er lange genug lebt, wird aber wohl fast jeder Mensch beginnen, unter den realen Einschränkungen des Alters zu leiden. Im Alter nimmt die Körperkraft in der Regel ab. Sechzigjährige haben bei gleicher Muskelmasse nur noch 80% der Kraft junger Leute, was durch Training gut ausgeglichen werden könnte. Meist haben sie aber wenig Lust zu trainieren, oft haben sie Übergewicht, das sie mit sich herumschleppen und beim Aufstehen aus einem Sessel hochwuchten müssen. Menschen, die sehr schwer körperlich gearbeitet oder intensiven Sport betrieben haben, leiden oft auch unter Schmerzen in den Gelenken, die durch Aufbrauchserscheinungen verursacht sind; außerdem nehmen der Gleichgewichtssinn und die Reflexe, die ein sicheres und unbekümmertes Bewegen im Raum ermöglichen, mit der Zeit ab.

Die Einstellung zu den körperlichen Einschränkungen im Alter hängt sehr damit zusammen, ob die alten Menschen das, was ihnen bisher wesentlich war, weiter tun können. Wer einen Schreibtischberuf hat, braucht körperlich nicht besonders leistungsfähig zu sein. Er wird allenfalls dadurch behindert, daß er mehr Zeit braucht, um sich auf neue Situationen einzustellen. Wer dagegen körperlich arbeitet, ist im Alter meist schlechter dran. Viele Menschen mit Berufen, bei denen Kraft und Geschicklichkeit wesentlich sind, verbringen auch ihre Freizeit mit Kraft und Geschicklichkeit erfordernden Hobbies, zum Beispiel mit verschiedenen Sportarten oder sie arbeiten im Garten oder als Heimwerker. All dieses können sie im Alter meist weniger gut machen. Lesen, Musik hören und im begrenzten Umfang Musik machen kann man aber noch bis in ein hohes Alter hinein, wenn gerade die Organe, die man dazu braucht, beeinträchtigt sind (die Augen beim Lesen, die Hände beim Klavierspielen und die Ohren beim Musikmachen wie beim Musikhören).

Ein weiteres Problem im Umgang mit älteren kranken Menschen ergibt sich aus der Konfrontation mit dem, der lang genug lebt, was einen jeden später einmal erwartet: alt zu sein und dann auch öfter krank zu werden.

Vielen jungen Leuten wäre es am liebsten, wenn alte Menschen andere von ihren Krankheiten nichts merken ließen und immer guter Dinge wären. Der fröhliche Greis oder die fröhliche Greisin sind bei den Ärzten und beim Pflegepersonal beliebt; klagende oder mißmutige alte Menschen nicht. Das kann dazu führen, daß alte Menschen ihre Klagen unterdrücken und mit dem, worunter sie leiden, sehr allein sind.

> Ich halte es für wichtig, daß Ärzte und Ärztinnen, Schwestern und Pfleger sich bemühen, die Situation gerade der alten Menschen zu verstehen. In vielen medizinischen Fächern hat man es ganz überwiegend mit alten Leuten zu tun, zum Beispiel in der inneren Medizin, in der Augenheilkunde und in der operativen Gynäkologie (im Unterschied zur Geburtshilfe), zunehmend auch in der Psychiatrie (im Unterschied zur Psychotherapie, die bei wirklich alten Menschen noch wenig angewandt wird). Es ist auch für die eigene Berufszufriedenheit nicht gut, wenn man die Mehrzahl der Patienten wenig versteht, mit denen man es zu tun hat.

Mit dem Eintritt in das Greisenalter, etwa mit 70 Jahren, wird körperliche Gesundheit allmählich zum Geschenk, sie ist nicht mehr der Normalzustand. Gelenkbeschwerden treten auf oder nehmen zu, die Funktion der Schließmuskeln ist bei vielen alten Menschen eingeschränkt; bezüglich der zentralnervösen Steuerung und der zusammenziehenden Kraft. Menschen, die über ausreichend materielle Mittel verfügen, können dennoch bis über das achtzigste Lebensjahr hinaus leidlich gut leben. Daß jemand über neunzigjährig ohne Hilfe zurecht kommen kann, ist wohl die Ausnahme.

Die Kommunikation mit anderen Menschen wird im hohen Alter schwieriger. Schwerhörigkeit kann durch Hörhilfen ausgeglichen werden, einen grauen Star kann man operieren. Es gibt aber Schwerhörigkeit, die nicht mehr auszugleichen ist und neben dem grauen Star kommt es auch zu Einschränkungen der Sehfähigkeit aus anderen Gründen, zum Beispiel oft bei einem Diabetes.

Im Gespräch mit alten Menschen macht sich die Einschränkung des Kurzzeitgedächtnisses zunehmend bemerkbar. Es kommt vor, daß sie sich nicht erinnern können, was sie in diesem

Gespräch schon gesagt haben. Geschichten werden immer wieder erzählt, weil der alte Mensch sich nicht mehr erinnert, daß er sie schon einmal erzählt hat. Die Hinwendung zur Vergangenheit macht den alten Menschen zu einem „Zeitzeugen". Daß er von Vergangenem berichten kann, macht ihn interessant. Es ist von Interesse für Menschen, die von der Gegenwart ausgehen und aus der Art des Zustandekommens der Gegenwart auch Schlüsse auf die Zukunft ziehen wollen.

Das können aber nur die Jungen. Die Alten sind der Vergangenheit viel zu verhaftet und an der Zukunft viel zu wenig interessiert, um aus dem Vergangenen gute Schlüsse auf die Zukunft ziehen zu können. Wenn sie es versuchen, fällt auf, daß sie in der Regel überpessimistisch, selten überoptimistisch sind; es fällt ihnen auf jeden Fall schwer, plausible Entwürfe der Zukunft zu entwickeln. Diskussionen über die Zukunft, an der alte und junge Leute teilnehmen, enden oft in einer gereizten Atmosphäre oder sie erlahmen. In einer gereizten Atmosphäre enden sie, wenn die Alten ihre Skepsis dartun; sie erlahmen, wenn die Jungen mit ihrer Skepsis hinter dem Berg halten. Alte Menschen, die Vorstellungen von Zukunft entwickeln: Nicht ihrer eigenen, aber von der Zukunft jüngerer Menschen, weisen die Zukunftsentwürfe junger Menschen oft als falsch, illusorisch, unzureichend begründet zurück. Es gibt aber auch Alte, die Zukunftsentwürfe Jüngerer unkritisch übernehmen. Oft sind das alte Menschen, die schon in früheren Jahren einen großen Wert darauf legten, „in" zu sein.

> Die Schwierigkeiten in der Kommunikation führen selbst dann zur Vereinsamung, wenn die jüngeren Angehörigen guten Willens sind, die Kommunikation aufrechtzuerhalten.

Das gilt besonders, wenn erhebliche Schwerhörigkeit auftritt. Die Alten merken, daß sie die Jungen anstrengen und daß sie deshalb nur begrenzte Zeit im Kreise der Jungen willkommen sind. Finden sie sich damit nicht ab, klammern sie sich an die Jungen und fordern dauernde Zuwendung. Damit verlieren sie die Sympathien der Jungen erst recht. Selbst wenn die Jungen sie besuchen oder einladen, tun sie das in der Erfüllung einer

Pflicht und nicht, weil sie die Altern gerne um sich haben möchten.

Kluge Alte vermeiden es meist, bei ihren Kindern zu wohnen. Kommen sie allein nicht mehr zurecht, bleibt oft nur die Wahl zwischen einem moralischen Anspruch auf Wohnrecht bei den Kindern und dem Altersheim. Ein moralischer Anspruch auf Wohnrecht führt aber zu Schwierigkeiten im Zusammenleben. Dann ist es oft noch besser, wenn die Alten in ein gut geführtes Altersheim gehen, wo man für sie sorgt und von dem aus sie den Kontakt mit den Jüngeren aufrechterhalten können. Da infolge der Fortschritte der Medizin viele alte Menschen, die sonst längst gestorben wären, noch lange leben, kommt es öfter als früher dazu, daß sich die Geduld der Jungen mit den Alten erschöpft. Die Antibiotika verhindern zum Beispiel, daß alte Menschen an einer Lungenentzündung sterben, was früher sehr häufig war; zum Beispiel, wenn sie sich einen Schenkelhalsbruch zuzogen und damit lange bettlägerig waren. Heute liegt man damit auch nicht mehr so lange.

Viele alte Menschen gewinnen durch den Fortschritt der modernen Medizin lebenswerte Lebenszeit, für andere ist die gewonnene Lebenszeit in ihrer eigenen Einschätzung kaum noch lebenswert.

Das wirft erhebliche moralische Probleme auf, unter denen Junge wie Alte leiden: die Angehörigen in erster Linie, aber auch das ärztliche und das Pflegepersonal, das heute mehr helfen kann als früher, sich aber dann gelegentlich fragen muß, ob dem alten Patienten damit Gutes getan wird. Ärztinnen und Ärzte, Schwestern und Pfleger stehen unter dem Zwang, das medizinisch Mögliche zu tun und die Alten stehen unter dem Zwang, dies anzunehmen. Natürlich erhöht es die Arbeitszufriedenheit nicht, wenn ein großer Arbeitsaufwand und darüber hinaus ein großer persönlicher Einsatz ein Ergebnis zeigt, mit dem sich der, dem die Arbeit und der persönliche Einsatz galten, nur widerwillig arrangiert.

Aus dieser Problematik sehe ich keinen gangbaren Ausweg. Täten Ärzte und Pflegepersonal das nicht, was möglich wäre, käme es oft zu unerträglichen Gewissensbelastungen der Ärztinnen und Ärzte, der Schwestern und Pfleger. Man weiß auch nie, ob der Wunsch, sich nicht weiter am Leben halten zu lassen, aus einer augenblicklichen Stimmung heraus geäußert wird oder aufgrund einer Bilanz, die zwar niemals objektiv sein könnte, die aber doch das eigene Leiden gewichtet und den Wunsch weiterzuleben gegen die Last des Weiterlebens abwägt.

Es ist diagnostisch schwierig, die Auswirkungen realer Belastungen durch die Erschwernisse des Lebens von den Auswirkungen einer Depression von Krankheitswert abzugrenzen: Einer Krankheit, über deren Entstehung wird heute in vielen Fällen wenig wissen.

Insgesamt kann man sagen, daß junge Menschen größere Schwierigkeiten haben, alte Menschen zu verstehen als umgekehrt: die jungen Menschen waren selbst ja noch nie alt. Es ist aber auch schwer, sich in die Angehörigen alter Menschen einzufühlen. Wenn man die Einschränkungen des Alters versteht, aber auch die Belastungen von Angehörigen alter Menschen, wird man auf beide insgesamt verständnisvoller reagieren können. Die Abwehr der Konfrontation mit dem eigenen späteren Altwerden kann das Verstehen behindern.

Die persönlichen Gegenstände alter Patienten

Für viele Menschen erhält das Krankenhaus im Alter die Bedeutung: das ist der Ort, wo man stirbt, während sie früher mit dem Krankenhaus vielleicht die Vorstellung verbanden: das ist der Ort, wo man gesund wird. Viele alte Menschen, vor allem solche, die noch nie oder nur selten im Krankenhaus waren, gehen aber auch deshalb ungern ins Krankenhaus, weil sie sich schwer auf einen Ortswechsel einstellen können.

Sie bleiben lieber in vertrauter Umgebung. Eine Einschränkung des Kurzzeitgedächtnisses erschwert ganz konkret die Orientierung. Sehr alte Menschen können sich zum Beispiel schlecht merken, wo die Toilette liegt. Sie irren dann im Korridor umher und man könnte meinen, sie seien verwirrt. Sie können sich aber nur die „geographische" Lage der Toilette nicht merken. Dagegen ist der Lageplan ihrer eigenen Wohnung im Langzeitgedächtnis gespeichert.

Auch jüngere Menschen hängen an Vertrautem, zum Beispiel am Elternhaus oder überhaupt an der Heimat und kehren immer wieder gern dorthin zurück, wenn dem nicht unangenehme Erinnerungen entgegenstehen. Man sagt, daß sie das Heimweh nach Hause treibt, und wenn sie zu Hause angekommen sind, erleben sie „Heimatgefühle". In jedem Menschen und auch schon bei Tieren gibt es zwei widerstreitende Tendenzen: das Hängen an Vertrautem und der Wunsch nach Neuem. In der Pubertät und in der darauffolgenden Zeit erreicht der Wunsch, Neues kennenzulernen, bei den meisten Menschen seinen Höhepunkt. Mit zunehmendem Alter nimmt der Wunsch nach Neuem ab; auch schon zu einer Zeit, da die Umstellungs**fähigkeit** noch nicht eingeschränkt ist.

Wer auf Reisen geht, nimmt gerne etwas mit, das ihn an zuhause erinnert; es sei denn, er habe ein Motiv, ganz mit seiner Vergangenheit zu brechen und „ein neues Leben zu beginnen".

Alte Menschen, die ins Krankenhaus kommen, wollen aber kein neues Leben beginnen. Sie hängen am Alten und fühlen sich „in der Fremde" fremder als junge Menschen. Das Krankenhaus wird von den meisten Menschen als fremd erlebt, besonders seit die Krankenzimmer sich, von den Betten angefangen, von privaten Zimmern in einer Wohnung mehr und mehr unterscheiden. Ein verstellbares Bett erleichtert den Patienten das Leben, gleichzeitig wirkt es fremdartig.

Macht man sich das alles klar, wird man nicht nur mehr Verständnis dafür aufbringen, daß alte Menschen oft auch dann nicht gern ins Krankenhaus gehen, wenn es „vernünftig" wäre. Man wird es auch verstehen, daß vertraute Gegenstände, die alte Menschen ins Krankenhaus mitbringen, für sie wichtig sind. Gleichzeitig sind sie beim Aufräumen und beim Saubermachen des Nachttisches lästig.

Von kleinen Kindern weiß man, daß sie in einem bestimmten Alter oft Gegenstände mit sich herumtragen, die sie an die Mutter erinnern. Ähnlich tragen alte Menschen Gegenstände mit sich herum, die an die eigene Wohnung erinnern, wo sie sich zu Hause fühlten.

Versetzt man sich in die alten Menschen hinein, erkennt man es als eigentlich vernünftig, daß sie ungern ins Krankenhaus gehen und daß sie, wenn sie hingehen, dann Gegenstände mitbringen, die ihnen vertraut sind. Dieser Art von persönlicher Vernunft steht die medizinische Vernunft entgegen: Der Krankenhausaufenthalt ist notwendig, um zu erreichen, daß es der Patientin oder dem Patienten besser oder jedenfalls nicht bald schlechter geht. Mitgebrachte Gegenstände sind Bakterienträger und Staubfänger. Das gilt auch für mitgebrachte Kleidungsstücke, zum Beispiel für ein Nachthemd oder einen Morgenrock. Solche Kleidungsstücke sind manchmal allerdings zu schmutzig, als daß man sie dem Patienten lassen könnte.

Insgesamt kann man sagen: Man wird alte Menschen von der Notwendigkeit, ins Krankenhaus zu gehen und sich dort vielleicht auch von dem einen oder anderen Gegenstand zumindest vorübergehend zu trennen eher überzeugen können, wenn man ihre Art von Vernunft versteht und ernst nimmt und den alten Menschen dieses Verständnis und dieses Ernstnehmen vermittelt. Die persönliche Vernunft der Jugend unterscheidet sich von der persönlichen Vernunft des Alters.

Die Sexualität alter Menschen

Es gibt Krankheiten, zum Beispiel den Diabetes und manche neurologische Krankheiten, zum Beispiel die multiple Sklerose, die es dem Patienten erschweren oder unmöglich machen, Sexualität zu leben; auch Arteriosklerose ohne Diabetes und manche andere Krankheiten gehören dazu.

Die Möglichkeiten, Sexualität zu leben, nehmen im höheren Alter ab. Sie bleiben aber längere Zeit erhalten, als die meisten jungen Menschen es sich vorstellen.

In der Einschätzung gibt es hier einen Geschlechtsunterschied. Älteren und alten Männern (dafür gibt es unter den Prominenten viele Beispiele) gesteht man eher zu, Sexualität leben zu wollen und auch zu leben. Bei Frauen bereits um die Fünfzig, wird von vielen jüngeren Menschen angenommen, daß Sexualität für sie der Vergangenheit angehört. Wahrscheinlich hängt das damit zusammen, daß Sexualität und Fertilität in der Vorstellung vieler Menschen auch heute noch eng gekoppelt sind: selbst dann, wenn die Partner keinen Kinderwunsch haben. Sexualität hat aber neben der Fortpflanzung noch eine andere Funktion. Sie bindet die Partner aneinander: ein Aspekt von Sexualität, der von vielen Menschen nicht primär beachtet wird, was übrigens auch viel Leid verursachen kann, wenn Sexualität zu einer Bindung führt, die nicht beabsichtigt war. Man denke an einen „Seitensprung“ eines Mannes, der von vornherein nicht die Absicht hatte, seine Frau und seine Kinder zu verlassen, das aber dennoch tut, weil das sexuelle Erlebnis mit einer anderen Frau ihn an diese Frau gebunden hat. Entsprechend kann nun Sexualität auch dann einen Sinn und eine Funktion haben, wenn das fortpflanzungsfähige Alter überschritten ist. Sie stabilisiert die Beziehung auch älterer Menschen und erhöht ihre Lebensqualität.

Daß Sexualität auch im Leben älterer und alter Menschen eine Rolle spielt, ist in den letzten Jahren zunehmend in die Diskussion gekommen, besonders im Zusammenhang mit alten Menschen in Altersheimen. Dieser Fragen- und Problemenkomplex spielt aber auch im ärztlichen und pflegerischen Umgang mit alten Menschen und bei ärztlichen Entscheidungen eine Rolle.

Es gibt immer noch Ärzte, die erstaunt darüber sind, daß siebzigjährige oder noch ältere Männer Wert darauf legen, ihre Potenz zu erhalten; zum Beispiel bei einer Prostataoperation, oder daß sie vom Urologen potenzfördernde Eingriffe erwarten.

Nicht wenige Frauen jenseits des Klimakteriums, bei denen es zur Debatte steht, daß sie weibliche Hormone einnehmen sollen, damit der Knochenabbau vermieden wird, schämen sich bei dem Gedanken, weibliche Hormone einzunehmen, weil sie das mit dem Wunsch in Verbindung bringen, nicht nur ihre Knochen, sondern auch ihre Sexualität zu erhalten.

> Insgesamt kann man sagen: Es würde den Umgang von Ärztinnen und Ärzten, Schwestern und Pflegern mit alten Menschen sicher erleichtern, wenn sie sich die verbindende und die Lebensqualität erhöhende Funktion von Sexualität in Abgrenzung von der Fortpflanzungsfunktion klarmachen würden.

dest aktiv in den Behandlungsprozess mit einbezogen und aufgeklärt.

Wenn es um die Verarbeitung körperlicher Krankheiten geht, ja auch um so einfache Dinge wie das Einnehmen von Medikamenten, das Einhalten einer Diät, die Durchführung krankengymnastischer Übungen, die durch Angehörige behindert, aber eben auch gefördert werden können, wissen Ärzte und Pflegepersonal oft nicht, was sie über die einfachsten Instruktionen hinaus sagen und was sie dabei anstreben sollen.

Auch in solchen Zusammenhängen wird der erste Schritt, mit dem man weiterkommt, ein Bemühen um Verstehen sein müssen.

Dazu wäre erst einmal notwendig, eine Vorstellung davon zu gewinnen, was zum Beispiel die Pflege eines schwerkranken Angehörigen an Verzicht auf eigene Lebensmöglichkeiten bedeutet: für eine Mutter, die nicht außer Haus arbeitet, aber doch die Kinder vernachlässigen muß, wenn sie eine Pflege übernimmt oder für eine Frau, deren Kinder schon größer sind und die gerade begonnen hat, wieder berufstätig zu sein und begonnen hat, sich nach langem Aussetzen in einer Firma ihre Position gegen die Skepsis der Vorgesetzten und Mitarbeiter zu erkämpfen.

Es ist auch wichtig, aber nicht immer leicht, sich vorzustellen, was es für eine Frau bedeutet, für ihren kranken Mann eine besondere Diät zu kochen, also doppelt zu kochen oder sich selbst und die Kinder dazu zu bringen, die Diät mitzuessen, sofern das medizinisch zulässig ist.

> Viele Krankheiten beeinträchtigen die sexuellen Möglichkeiten eines Mannes oder einer Frau. Da sollte beraten werden, was für junge Ärztinnen und Ärzte oft nicht leicht ist; vor allem dann nicht, wenn die Patientin oder der Patient wesentlich älter ist, so daß sie vom Alter her Mutter oder Vater des oder der Beratenden sein könnten. Oft fehlt es da auch an konkreten Sachinformationen; Sexualmedizin wird ja während des Studiums meist nur unzureichend gelehrt.

Viele junge Mediziner sind der Ansicht, daß es ab einem gewissen Alter gar kein Problem sein sollte, ein Medikament einzu-

Angehörige

Zum Umgang mit den Angehörigen

Viele Ärztinnen und Ärzte und auch Schwestern und Pfleger empfinden den Umgang mit den Angehörigen ihrer Patientinnen und Patienten als problematisch. Die Angehörigen sind in den Krankenzimmern im Wege, halten Ärzte und Pflegepersonal durch Fragen auf und beschweren sich über die Behandlung. Geben sie doch einmal ihrer Zufriedenheit Ausdruck, ist es meist durch Geschenke, die keiner will, zum Beispiel Pralinen, die dick machen würden, wenn man sie nicht weiterverschenkte. Um alte Patienten kümmern sich die Angehörigen zu wenig. Sind die Patienten Kinder, kümmern sich die Angehörigen oft zuviel. Eigentlich können es die Angehörigen den Ärzten und dem Pflegepersonal selten rechtmachen.

Vielleicht ist die Unzufriedenheit des Pflegepersonals und der Ärzte mit den Angehörigen zum Teil aber auch Ursache der Unzufriedenheit der Angehörigen mit dem Pflegepersonal und den Ärzten.

Die Rolle der Angehörigen bei der Verarbeitung (und gelegentlich auch bei der Entstehung) von Krankheiten ist zu wenig bekannt. Erst in den letzten Jahren hat man begonnen, die Rolle der Angehörigen zu untersuchen und herausgefunden, daß sie nicht nur schädlich oder hinderlich, sondern auch sehr nützlich sein können; nicht nur durch die materiellen Pflegeleistungen, die sie erbringen, sondern auch durch seelische Unterstützung. Das sind im Grunde Binsenweisheiten. Was aber fehlt, ist eine Kenntnis der konkreten Details. In der Psychotherapie werden Angehörige zunehmend mitbehandelt oder zumin-

nehmen, das die sexuellen Möglichkeiten einschränkt, wenn es doch vital indiziert ist, zum Beispiel bei einem Bluthochdruck. Von dem Bluthochdruck merkt der Patient aber vielleicht nichts, die sexuellen Beeinträchtigungen erlebt er unmittelbar. Nimmt der Patient das Mittel nicht ein, werden ihm Vorwürfe wegen seiner Unvernunft gemacht, ohne die Motive abzuklären.

Wenn jemand lebensgefährlich erkrankt, bedeutet das für den Partner oder die Partnerin im allgemeinen einen Schicksalseinbruch. Sicher kann eine vitale Gefährdung auch einmal gleichgültig bis erleichtert aufgenommen werden, kann der möglicherweise bevorstehende oder schon eingetretene Tod eines oder einer Angehörigen als Befreiung erlebt werden (bei Wilhelm Busch heißt es im Tobias Knopp an einer Stelle: „Heißa, rufet Sauerbrot; heißa, meine Frau ist tot.“). Das sind aber doch eher Ausnahmen.

Selbst wenn eine Ehe gestört ist, bestehen oft noch tiefe Gefühle der Zusammengehörigkeit.

Mit einem solchen Schicksalseinbruch gehen verschiedene Menschen verschieden um. Man kann leugnen oder bagatellisieren, man kann sich durch den Schicksalseinbruch lähmen lassen, man kann ihn, für jetzt und vielleicht auch für die Zukunft, zum alleinig bestimmenden Lebensinhalt machen. Neuere Untersuchungen haben gezeigt, daß sich Ehepartner bei Patienten nach Herzinfarkt in der Krankheitsverarbeitung anscheinend oft gleichen: entweder fixieren sie sich beide auf die Krankheit und klagen gleichsam um die Wette; das heißt, auch der Partner, der keinen Herzinfarkt erlitten hat, klagt: über eigene Körperbeschwerden, oder beide leugnen und bagatellisieren eigene Beschwerden und die des anderen. Ob sich Menschen zusammenfinden, die den gleichen Stil der Krankheitsverarbeitung haben oder ob sie sich im Laufe der Beziehung gegenseitig „anstecken“ oder einander angleichen, weiß man noch nicht.

Die meisten Ärzte, Schwestern und Pfleger teilen den Tod eines Patienten den Angehörigen nur ungern mit. Das findet eine Entsprechung in der Abneigung vieler Pfarrer gegen Beerdigungen.

Um eine adäquate Mitteilung zu machen, muß man sich einfühlen. Andererseits ist man an Konventionen gebunden. Von trauernden Angehörigen gibt es stereotype Vorstellungen. Man hat eine Vorstellung davon, wie jemand auf den Verlust eines Angehörigen reagieren ***sollte.*** Da die Menschen aber verschieden sind, treffen diese stereotypen Vorstellungen bei vielen Menschen, die Angehörige verloren haben, nicht die Realität. Der Schmerz kann größer oder geringer sein als erwartet und er kann sich mit Gefühlen der Erleichterung mischen; nicht nur nach einem langen, den Patienten, aber auch die Angehörigen belastenden Krankheitsverlauf, sondern auch nach einer belastenden Beziehung. Gerade alte Menschen, bei denen sich die Charaktereigenschaften oft zuspitzen, sind nicht selten schwer zu ertragen. Aber: „über die Toten nur Gutes". Unmittelbar nach dem Tode eines Angehörigen ist nicht der Zeitpunkt, die Beziehung zu klären. Das ist meist nur in einem gewissen zeitlichen Abstand möglich, wenn überhaupt.

> Angehörige sind nach einem Todesfall oft dankbar, wenn sich die Menschen, mit denen sie es zu tun haben, ernst und sachlich verhalten und dabei helfen, die Dinge zu erledigen, die erledigt werden müssen, durch die sie sich aber überfordert fühlen.

Ein berühmter Musiker, der sich in allem auf seine Frau verließ, soll nach deren Tod einem Freund, der ihn wegen eines Details der Beerdigung fragte, geantwortet haben: „Frag meine Frau".

> Insgesamt kann man sagen: Es gehört zu den schwierigsten Aufgaben des medizinischen Personals, die Angehörigen zu verstehen und so besser mit ihnen umgehen zu lernen und, wo es möglich ist, die Resourcen der Angehörigen zu mobilisieren.

Was an Pflege von Angehörigen zu erwarten ist

Die Pflege von Kranken war früher in der Hauptsache Aufgabe der Familienangehörigen. Zwar gibt es Krankenhäuser schon seit Jahrhunderten, lange Zeit beschränkten die sich aber auf die Pflege von Menschen, die keine Angehörigen mehr hatten.

In diesem Jahrhundert hat sich die Verteilung der Pflege zwischen den Angehörigen und den Krankenhäusern umgekehrt.

Heute ist es in der Regel so, daß beanspruchende Pflege kranker oder auch alter Leute zu einem hohen Anteil von staatlichen oder kommunalen Einrichtungen geleistet wird. Die Kleinfamilie kann weniger Pflege leisten als die Großfamilie. Sind beide Partner einer modernen Ehe berufstätig, überfordert sie oft schon die Arbeit mit den Kindern. Die Pflege eines Vaters oder einer Mutter würde eine dramatische Verschlechterung der Lebensverhältnisse in einer solchen Kleinfamilie bewirken. Männer und Frauen im Produktionsprozeß schaffen auf dem Wege über das Steueraufkommen die Möglichkeiten für eine außerhäusliche Pflege.

Patientinnen und Patienten, an deren Zustand man nichts wesentliches mehr ändern kann, werden aus Akutkrankenhäusern häufig in Einrichtungen verlegt, die sich vorwiegend mit Pflege und erst in zweiter Linie mit Therapie beschäftigen. Während meiner internistischen Ausbildung in einem Universitätskrankenhaus habe ich immer wieder miterlebt, wie alte Menschen liegend in einen großen Bus verfrachtet und in ein weit entferntes anderes Krankenhaus gebracht wurden. Jeder hielt es für selbstverständlich, daß eine Universitätsklinik vorwiegend für die Behandlung akuter Krankheiten zuständig war und man sich von Patientinnen und Patienten entlasten mußte, bei denen Pflege das Wichtigere war; selbst dann, wenn der Transport vielleicht auch eine Gefährdung für die Patienten darstellte.

Ärztinnen und Ärzte, Schwestern und Pfleger entrüsten sich immer wieder über die mangelnde Bereitschaft von Angehörigen, Pflege zu übernehmen. Sie machen es sich oft nicht klar, wie die Belastungen bei einer Pflege in einer Kleinfamilie aussehen.

Andererseits gibt es natürlich Angehörige, die sich um die Kranken weniger kümmern, als ihnen auf den ersten Blick zuzumuten wäre. In einem solchen Falle wäre es aber sicher produktiver, sie zu fragen, warum sie das nicht tun, als ihnen Vorwürfe zu machen.

> Insgesamt kann man sagen: Die Grenzen der häuslichen Pflege zu kennen, ist für den Umgang mit Angehörigen wichtig.

Kranke Kinder und ihre Angehörigen

Den meisten Menschen fällt es leichter, sich in Kinder hineinzuversetzen als in alte Menschen. Schließlich ist jeder einmal Kind gewesen. Dagegen ist kein Junger alt gewesen.

Sofern ein junger Mensch alte Angehörige hat, gehören sie meist der ***Groß***elterngeneration an. Die Verantwortung für sie trifft die ***Eltern***. So werden junge Angehörige des medizinischen Personals in ihrem Beruf meist zum ersten Mal mit der Notwendigkeit konfrontiert, verantwortlich mit alten Menschen umzugehen.

Das Problem im Umgang mit **Kindern** liegt nicht nur im Bereiche des Verstehens, obwohl es nicht immer leicht ist, sich in die kindliche Psyche hineinzuversetzen, wenn das Kind sich anders verhält, als man es aus der eigenen Vergangenheit her kennt. Ein Problem scheint mir auch in einem instinktgebundenen Verhalten im Umgang mit Kindern zu liegen.

Während man bis vor nicht allzulanger Zeit den Menschen gerade als ein Wesen ansah, das wenig angeborene Verhaltensweisen mitbringt, haben neuere Untersuchungen an Säuglingen im Umgang mit ihren Eltern und an Eltern im Umgang mit den Säuglingen gezeigt, daß die Säuglinge Verhaltensweisen aufweisen, dic nicht erlernt, sondern angeboren sind. Die Kinder verfügen schon vom ersten Lebenstag an über ein Repertoire von Signalen, mit dem sie ihre Eltern beeinflussen.

Signale von Babies, auch von Kleinkindern, können von den Eltern und überhaupt von Erwachsenen mehr oder weniger gut aufgenommen werden. Man sagt ja, daß die einen Menschen gut mit Kindern „können“ und andere weniger. Wer Kinderärztin oder Kinderarzt, Säuglings- oder Kinderkrankenschwester oder -Pfleger werden möchte, hat meist ein besonderes Interesse an

Kindern. Wenn es sich zeigt, daß jemand mit Kindern nicht gut kann, hat er immer noch die Möglichkeit, das Tätigkeitsfeld zu wechseln.

Emotional sehr belastend ist der Umgang mit schwerkranken Kindern. Wenn ein Kind stirbt, bedeutet das für die meisten Eltern eine größere Belastung, als wenn der Partner stirbt. Aber auch die Ärztinnen und Ärzte, Schwestern und Pfleger werden sehr belastet, wenn sie erleben, daß ein Kind leidet oder stirbt.

Wie im Umgang mit schwerkranken Erwachsenen werden im Krankenhaus auch im Umgang mit schwerkranken Kindern zum Selbstschutz verschiedene abwehrende Verhaltensweisen eingesetzt, zum Beispiel innere Distanzierung oder ein sich Konzentrieren auf die sachlichen Aspekte des ärztlichen oder pflegerischen Berufes. Im Umgang mit Kindern ist eine solche Distanzierung aber schwer möglich. Die Kinder sind sozial noch nicht so überformt wie Erwachsene, sie drücken direkter aus, wie es ihnen geht und was sie wünschen. Sicher gibt es auch Kinder, die es gelernt haben, sich so zu verhalten wie man es von ihnen erwartet. Im Ganzen ist aber die Zahl der Kinder, die sich nicht unbedingt so verhalten, wie es sozial erwünscht ist, größer als die Zahl der Erwachsenen, die sich gegen die Erwartungen ihrer Umwelt auflehnen.

Eine weitere Schwierigkeit im Umgang mit Kindern liegt in der Tatsache, daß vor allem das Pflegepersonal während des Aufenthaltes der Kinder im Krankenhaus auch eine Elternrolle übernehmen muß, was sehr anstrengen kann; besonders dann, wenn viele gleichaltrige Kinder auf der Station sind.

Der Mensch scheint für den Umgang mit mehr als zwei ***gleichaltrigen*** kleinen Kindern nicht eingerichtet zu sein. Eine Frau bekommt ja selten mehr als ein Kind, allenfalls Zwillinge. Schon Drillinge sind äußerst selten, über sie wird bei der Geburt meist in der Zeitung berichtet.

Außerdem gibt es natürlich Probleme bezüglich des Erziehungsstils. Der Erziehungsstil, den Schwestern und Pfleger zu verwirklichen suchen, schwankt oft zwischen dem, was sie von zu Hause gewohnt waren, einem polarisierend gegenläufigen Verhalten und dem, was man ihnen in ihrer Ausbildung beibringt. Bei den Eltern ist es ähnlich: Sie schwanken gerade heutzutage, wo die Erziehungsstile der Gegenwart sich von den Erziehungsstilen der vorangegangenen Generation stark unterscheiden, zwischen einem Verhalten, das zu dem der eigenen Eltern spiegelbildlich ist, einem Verhalten wie es ihnen die Medien, die Illustrierten, der Funk und das Fernsehen nahbringen und einem, oft durchbruchartigem Verhalten entsprechend den elterlichen Modellen.

Da die Eltern und die Pflegepersonen in ihren Vorstellungen von Erziehung selten übereinstimmen, kommt es leicht zu Streitigkeiten mit den Eltern, die infolge der Belastungen durch die Krankheit ihrer Kinder oft „mit den Nerven herunter" sind, so daß sie sich leicht aufregen und schwer beherrschen.

Aber auch die Schwestern und Pfleger können gefühlsmäßig überlastet sein, was es ihnen erschwert, in Auseinandersetzungen mit den Eltern souverän zu bleiben. Wie auch im Umgang mit den Erwachsenen ist das Pflegepersonal auf einer Kinderstation mit den Kindern länger zusammen als die Ärzte. Werden Eltern mit ins Krankenhaus aufgenommen, kann sich dies auf das Pflegepersonal entlastend auswirken. Aber nicht alle Kinder werden im Umgang mit den eigenen Eltern „braver". Auch führen die unterschiedlichen Auffassungen bezüglich Autorität und Liberalität im Umgang mit den Kindern zu Konflikten.

Insgesamt kann man sagen, daß es für den Umgang mit Kindern und deren Angehörigen wichtig ist, die eigene Rolle gegenüber der Elternrolle zu differenzieren.

Der Körper und seine seelischen Grenzen

Eingriffe in die Intimität

Menschen, die einen anderen Beruf haben, auch Menschen, die erwägen, einen medizinischen Beruf zu erlernen, sind oft fasziniert davon, daß das medizinische Personal Dinge tut, die andere nicht tun dürfen.

Schon der direkte Umgang mit einem nackten Menschen, zu dem keine familiäre oder partnerschaftliche Beziehung besteht, ist etwas, das im allgemeinen nur dem medizinischen Personal zusteht. Ärzte und Schwestern dringen in Körperöffnungen ein, was anderen Menschen als medizinischem Personal in der Regel außerhalb einer intimen Beziehung nicht erlaubt wird.

Das medizinische Personal tut aber auch Dinge, die im allgemeinen Abscheu oder Ekel hervorrufen. Schon während ihrer Ausbildung sezieren die Medizinstudenten Leichen. Mancher gibt den Gedanken, Medizin zu studieren auf, weil er glaubt, dazu nicht imstande zu sein.

Schwestern und Pfleger bringen den Patienten die sogenannte Bettpfanne und tragen dann Stuhl und Urin darin fort. Sie reinigen die Bettpfanne, heute meist maschinell. Bei Patienten, die dazu nicht in der Lage sind, reinigen sie die Analgegend. Manche männlichen Patienten sind nicht in der Lage, selbst die Bettflasche zu benutzen, so daß ihnen auch dabei geholfen werden muß. Wenn junge Leute überlegen, ob sie einen pflegerischen Beruf ergreifen, spielt die Tatsache, daß solche Verrichtungen zum Berufsbild gehören, wohl immer auch eine Rolle. Später symbolisieren sie für viele nicht nur die Privilegien, sondern mehr noch die unangenehmen Seiten des Berufes. Andererseits adaptieren Menschen sich an diese Tätigkeiten, so wie man sich auch sonst an häufig Gesehenes oder Empfundenes adaptieren kann. Die meisten Menschen sind es gewohnt, Kleidung zu tragen und spüren die Kleidung nicht, wenn sie nicht gerade daran denken. Auch an Gerüche kann man sich adaptieren.

Nun wissen viele Patienten aber nicht, oder sie machen es sich nicht klar, daß eine solche Adaptation erfolgt und es ist ihnen als Patientinnen oder Patienten deshalb unangenehmer, die Bettpfanne oder eine Urinflasche zu benutzen, als es sein müßte, wobei die Bettpfanne in der Regel das größere Problem darstellt. Es gibt Patientinnen und Patienten, die den Stuhl deshalb tagelang zurückhalten.

Neben den Kranken sind es die ganz kleinen Kinder, die eine so intime Hilfe brauchen. Die Vorstellung, diese Art von Hilfe sei insoweit etwas Natürliches, das alle Mütter und heute auch viele Väter irgendwann in ihrem Leben einmal tun, wenn sie eben Kinder bekommen, erleichtert es dem Patienten, diese Hilfe anzunehmen. Andererseits kann die Verbindung mit dem Kindsein auch als unangenehm erlebt werden: als Erwachsener ist man eben nicht gerne so wie ein Kind und schämt sich dessen. Viele Patienten möchten aus einem solchen Stadium gerne so bald wie möglich heraus, was dazu führen kann, daß sie früher zur Toilette aufstehen, als es unter medizinischen Gesichtspunkten zweckmäßig ist und sich dadurch gefährden.

Mit der Adaptation an die unangenehmen Seiten der Hilfe beim Stuhlgang und beim Wasserlassen, die das Pflegepersonal durchmacht, nimmt oft die Fähigkeit, sich in die Patienten hineinzuversetzen, denen all dieses peinlich ist, bei Schwestern und Pflegern ab. Sie haben dann den Eindruck, die Patienten „stellten sich an".

Werden sie aber selbst einmal krank, kann es sein, daß sie ähnliche Schwierigkeiten haben wie die Patienten, die sich scheinbar „anstellen". Für einen Patienten kann die Äußerung einer Schwester, er soll sich nicht anstellen, es sei doch nichts dabei, allerdings auch erleichternd wirken, weil die Schwester dadurch eben vermittelt, daß ihr die Art von Hilfe, die sie dem Patienten anbietet, nicht so ungewöhnlich und unangenehm ist, wie der Patient vielleicht denkt.

Im Umgang mit den beschriebenen Problemen muß wohl jede Schwester und jeder Pfleger einen eigenen Stil finden, der zu ihrer oder seiner Persönlichkeit paßt, der aber gleichzeitig den Bedürfnissen der Patienten angepaßt ist. Die Bedürfnisse von Patienten nach Schutz des intimen Bereichs, um den es da geht und die unangenehmen Gefühle, die ein Patient hat, wenn er einer Schwester oder einem Pfleger derlei „zumutet“, verlieren sich mit der Zeit. Auch der Patient adaptiert sich. Die größten Schwierigkeiten haben wohl jene Patienten, die in ihrer Bewegung eingeschränkt sind, zum Beispiel nach einem Unfall, sich sonst aber gesund fühlen.

Was ein Patient empfindet, läßt er nicht immer erkennen. Geht eine Schwester oder geht ein Pfleger mit intimen Hilfen neutral um, versucht der Patient vielleicht, sich ebenso neutral einzustellen oder zumindest zu verhalten. Er wird dabei für einen vorsichtigen und taktvollen Umgangsstil dankbar sein.

In Witzblättern macht man sich darüber lustig, daß ein Arzt eine Patientin sich entkleiden läßt, obwohl ihr nur der Hals wehtut. Man unterstellt dem Arzt, daß er die Patientin aus „privaten“ Gründen nackt sehen will. Es gibt aber Krankheiten, bei denen nur der Hals wehtut und die anderswo lokalisierten Körperveränderungen, zum Beispiel vergrößerte Lymphdrüsen, nicht wehtun, vom Patienten deshalb nicht bemerkt und nur durch eine Untersuchung festgestellt werden können. Nacktheit in einer ärztlichen Untersuchungssituation wird vom Arzt in der Regel anders erlebt als in einer privaten Situation. Die Verlegenheit junger Ärzte im Umgang mit Patientinnen hängt damit zusammen, daß sie es noch nicht gelernt haben, sich so zu verhalten, daß dieser Unterschied so deutlich wie nötig zum Ausdruck kommt. Junge Ärzte übertreiben dann oft die Sachlichkeit, was dazu führt, daß die Patientinnen sich „wie ein Stück Holz“ behandelt fühlen. Ein erfahrener Arzt wird diesen Eindruck vermeiden können, ohne den Unterschied zwischen einer privaten und der ärztlichen Untersuchungssituation zu verwischen. Er nimmt eine Patientin als Frau wahr, aber als eine, die sich ihm als Arzt anvertraut und nicht als einem Privatmann und macht das auch deutlich. Entsprechendes gilt natürlich für homosexuelle Ärztinnen und Ärzte im Umgang mit Personen des entsprechenden Geschlechts.

Untersuchungen des Mundes, der Nase, der Ohren, Mundhöhle und des Halses, endoskopische Untersuchungen des Magens von oben, des Darmes von unten, Untersuchungen der Scheide, der Gebärmutter und der Adnexe der Frauen, der Vorsteherdrüse bei Männern, aber auch ein Einlauf bei einer Geburt oder Operation, eine Kathetisierung stellen ein Eindringen in Körperhöhlen dar.

Der Innenraum des Körpers wird von den meisten Menschen gleichsam reflektorisch beschützt. Die Vorstellung, ein anderer könnte in den Innenraum des Körpers eindringen, ohne daß darüber eine Übereinkunft besteht, ruft Angst und Abwehr hervor. Nur den Angehörigen von Heilberufen wird diese Art des Zugangs zum Inneren des Körpers unter der Voraussetzung gestattet, daß ein Eindringen in den Innenraum des Körpers medizinisch notwendig ist und vorsichtig durchgeführt wird.

Das hat nicht nur damit zu tun, daß ein Eindringen in eine Körperhöhle Verletzungen verursachen kann, obwohl das von Anbeginn sicher bei der Entstehung der instinktgebundenen Abwehr gegen ein Eindringen in eine Körperhöhle eine Rolle gespielt haben mag. Tatsächlich beschützt die innere Haut der Körperhöhlen vor Verletzungen weniger als die äußere Haut das tut. Daß es Abwehrreaktionen hervorruft, wenn jemand in die Körperhöhle eines anderen eindringt, hat auch etwas mit Hilflosigkeit und einem Gefühl des Ausgeliefertseins zu tun, das bei dem eintritt, in den eingedrungen wird.

Das Eindringen in die Körperhöhlen kann nicht nur Verletzungen hervorrufen, sondern auch Infektionen und es kann im Falle des gewaltsamen Eindringens in die Vagina bei einem erzwungenen Geschlechtsakt jene großen Veränderungen im Körper und im Leben einer Frau hervorrufen, die eine Schwangerschaft mit sich bringt.

Die Psychoanalyse hat die Angst des Menschen vor einem Eindringen in seine Körperhöhlen speziell mit derartigen Ängsten in Verbindung gebracht. Auch das sexuelle anale Eindringen ist symbolbefrachtet und wird in vielen Kulturen, besonders wenn es bei Männern geschieht, als ein Symbol dafür angesehen, daß ein Mann sich den anderen völlig unterwirft.

Die geschlechtliche Erregung beim Coitus auf der einen Seite, die Angst vor Verletzung im Fall der vaginalen Penetration durch das Geschlechtsglied eines Mannes und die Angst vor einer Schwangerschaft sind zwei Aspekte des Penetriertwerdens, die beide bei ärztlichen und pflegerischen Handlungen keine Rolle spielen sollten, es in der Phantasie aber dennoch tun können. Das Eindringen in Körperhöhlen bei ärztlichen und pflegerischen Handlungen stellt gleichsam einen dritten Weg dieser intimen Form des Umgangs mit einem anderen Menschen dar, wie er sonst in keiner Situation vorkommt.

Daß aber immer auch die beiden anderen Möglichkeiten, die zur Situation nicht passende Erregung und die Angst vor Verletzung in den bewußten und unbewußten Befürchtungen von Patienten eine Rolle spielen, sollte sich derjenigen klarmachen, der solche ärztlichen oder pflegerischen Handlungen vornimmt und ein Verhalten bedingen, das man wohl am besten als respektvoll bezeichnen kann.

Dringt der Operateur durch eine Wunde, die er gesetzt hat, in einen Innenraum des Körpers ein, wird die Angst vor der Verletzung vielleicht größer sein als die Angst vor einer Penetration. Bei endoskopischen Maßnahmen, wo durch eine kleine Wunde ein Sichtgerät in eine Körperhöhle eingeführt wird, zum Beispiel bei der Spiegelung der Bauchhöhle, können die Patienten sowohl die Verletzung, wie auch das Eindringen fürchten. Bei allen Maßnahmen, die etwas mit einem Eindringen in Körperhöhlen zu tun haben, sollte der oder die medizinisch oder pflegerisch Handelnde sich dessen bewußt sein, daß es für den Patienten ein Vertrauensbeweis ist, wenn er derlei mit sich tun läßt: ein Vertrauen, das viele Ärzte oder Angehörige des Pflegepersonals zu selbstverständlich erwarten, das eigentlich aber erst durch ein vertrauenswürdiges Verhalten vor dem Eingriff und während des Eingriffs erworben werden muß.

Im Umgang mit Intimität stellt die gynäkologische Untersuchung eine Sondersituation dar. Während einer Famulatur in einem Pariser Krankenhaus in den fünfziger Jahren sah ich, daß die Ärzte gynäkologische Untersuchungen bei der Visite unter der Bettdecke vornahmen. Für Verlaufskontrollen kann das durchaus reichen; die Inspektion des äußeren Genitale ist oft nur einmal nötig, wenn der pathologische Befund die Gebärmutter oder die Adnexe betrifft. Auch die Untersuchung mit dem Spekulum ist oft nur einmal nötig. In Deutschland finden in der Regel aber alle gynäkologischen Untersuchungen auf dem Untersuchungsstuhl statt. Ich habe seinerzeit in Frankreich die Patientinnen nicht gefragt, wie sie die Untersuchung unter der Bettdecke fanden. Was die Untersuchung auf dem gynäkologischen Untersuchungsstuhl angeht, hört man aber immer wieder, daß sie als unangenehm empfunden wird. Die Frau wird in eine Lage gebracht, die der beim Koitus wohl am häufigsten eingenommenen Stellung ähnelt, auch der Stellung, in die eine Frau bei einer Vergewaltigung gebracht wird. Nicht in allen Krankenhäusern und Praxen wird das Genitale der Frau durch die Helferin zunächst einmal abgedeckt, nachdem sie auf dem Untersuchungsstuhl Platz genommen hat. Ältere Frauen, aber auch Frauen, die eine zweispältige oder ablehnende Einstellung zum eigenen Genitale haben, fürchten, der untersuchende Arzt könnte ihr Genitale abstoßend finden. Bei psychisch gesunden Frauen im fortpflanzungsfähigen Alter wirken atavistische Einstellungen fort, die den Frauen verbieten, sich mit einem Mann in eine intime Situation zu begeben, der als Partner nicht in Frage kommt; hier handelt es sich wahrscheinlich um angeborene Grundeinstellungen. Man muß sich darüber im klaren sein, daß viele unserer Einstellungen noch aus der Zeit der Jäger und Sammler stammen. Eine gynäkologische Untersuchung durch Männer ist da nicht vorgesehen, es gibt sie noch nicht lange genug, als daß sie in der Evolution hätte wirksam werden können. Mit solchen Grundeinstellungen der Frau hängt wahrscheinlich auch zusammen, daß Gynäkologen oft Wert auf ihre Attraktivität legen, worüber man ja bekanntlich auch seine Witze macht („Die Entscheidung, Gynäkologe zu werden, fällt vor dem Spiegel").

Gynäkologinnen haben diese Probleme nicht. Sie schließen an den Beruf der Hebamme an, der ja eine ehrwürdige Tradition hat. Viele Frauen gehen deshalb gerne zu einer Gynäkologin, solange es sich nicht um etwas handelt, was eventuell operiert werden muß. Da trauen sie wieder den Männern mehr zu; diese Einstellung ist wohl ebenfalls, wenigstens zum Teil, ein Relikt aus früheren Zeiten. Frauen operieren ja noch nicht lange. Der Beruf des Urologen gilt immer noch als Männerberuf.

Viele Frauen trauen einer Frau eher zu, daß sie sich in ihre Befürchtungen und Ängste einfühlen kann. Abgelehnt werden oft Gynäkologinnen mit einem männlich-burschikosen Verhalten.

Wenn man sich als Arzt klarmacht, wie emotional aufgeladen die gynäkologische Untersuchungssituation für viele Frauen ist, wird man wohl ganz von selbst darauf achten, sich vorsichtig und einfühlend zu verhalten, ohne deshalb auf Untersuchungen zu verzichten, die notwendig sind. Nicht umsonst ist das Eindringen im Koitus bei vielen feministischen Frauen ein zentrales Diskussionsthema, nicht nur bei homosexuellen Feministinnen. Abgesehen vom sexuellen Bedeutungsgehalt stellt die vaginale, aber auch die anale Untersuchung, ein Eindringen in den Bereich des Körperinneren dar, der im heterosexuellen Koitus beim Mann keine direkte Entsprechung hat. Die Vagina ist wie die Mundhöhle als ein Bereich, der nicht mit Außenhaut sondern eben mit „Innenhaut" ausgekleidet ist und schon dadurch weniger geschützt. Manche Frauen erleben sich beim männlichen Eindringen wie gepfählt oder auf dem Boden festgenagelt, in einer hilflosen Position. Insofern akzentuiert die bimanuelle Untersuchung, aber auch die Spekulumuntersuchung, die ohnehin hilflose Lage auf dem erhöhten Untersuchungsstuhl. Die Spekulumuntersuchung gestattet dem Arzt zudem einen direkten Einblick in das Körperinnere, wie er der untersuchten Frau selbst versagt bleibt; das gilt zwar auch für die endoskopischen Verfahren, aber die werden nicht so sehr mit Sexualität in Zusammenhang gebracht.

Ein seltenes, dann aber schwieriges Problem bei gynäkologischen Untersuchungen sind sexuell stark erregbare Frauen; vor allem dann, wenn sie zwischen der Untersuchungssituation und einer privaten Situation schwer unterscheiden können. Ich erinnere mich an eine Bauersfrau aus einem kleinen Ort im Hunsrück, bei der die Nachuntersuchung nach der Geburt deshalb abgebrochen werden mußte. Bei solchen Frauen ist eine gynäkologische Untersuchung ohne Narkose nicht angezeigt.

Generell kann man sagen, daß alle ärztlichen und pflegerischen Verrichtungen meist leichter toleriert werden, wenn Untersuchender und Patient das gleiche Geschlecht haben.

Im pflegerischen Bereich liegen die Dinge anders als im ärztlichen. Schwestern werden von Patienten beiderlei Geschlechts als Pflegende, die sich mit dem nackten Menschen befassen, relativ leicht akzeptiert, außer wenn es sich um ***Eingriffe*** wie z. B. eine Kathetisierung handelt.

Krankenschwestern kommen in den Witzen, die ja viel über die gängigen Einstellungen aussagen, meist als „Sexualobjekte" vor. Als solche werden sie aber nur von Patienten gesehen, deren Allgemeinbefinden wenig beeinträchtigt ist. Schwere Beeinträchtigungen des Allgemeinbefindens mindern die Libido ohnehin; dazu kommen dann die Auswirkungen der körperlichen Krankheit, die dazu führen, daß der Patient sich wie ein kleines Kind fühlt, das von einer mütterlichen Person gepflegt werden möchte. Geht es ihm dann wieder besser, kann er ein erotisches Interesse an einer Krankenschwester entwickeln. Schwestern, die auf sogenannten Frakturenstationen in Schigebieten arbeiten, wo die Patienten bis auf ihre Knochenbrüche unbeeinträchtigt sind, berichten viel eher davon, daß sie sich zweideutiger Bemerkungen und handgreiflicher Zugriffe erwehren müssen als Schwestern auf einer Station mit Schwerkranken.

Nach meinen Erfahrungen und denen junger Kolleginnen wirken auf Patienten Medizinerinnen mit erkennbar niedrigerem Status, wie Praktikumsstudentinnen, Ärztinnen im Praktikum relativ unabhängig von ihrem Alter, auf Patienten attraktiver als Stationsärztinnen oder Oberärztinnen, die für viele Patienten im Privatleben als Partnerin von vornherein „nicht in Frage kämen", weil ihr Sozialstatus zu hoch ist.

Während Männer meist wenig Schwierigkeiten haben, sich von jüngeren Schwestern umbetten oder waschen zu lassen, haben sie oft große Schwierigkeiten mit der Bettschüssel; ihren Stuhl möchten sie einer jungen Schwester nicht zumuten.

Das kann unter anderem auch damit zusammenhängen, daß sie das Gefühl haben, dadurch, daß sie „nicht allein scheißen können" als Männer gegenüber diesen Frauen abzudanken, nicht nur gegenwärtig, wo sie vielleicht sehr krank sind, sondern auch für die Zukunft. Sind sie nicht sehr krank, sondern nur durch einen Beinbruch oder die Folgen einer Operation, die ihr Allgemeinbefinden wenig beeinträchtigen, daran gehindert, aus dem Bett zu steigen, ist das Problem noch akuter. Entsprechendes gilt für Zustände nach diagnostischen Eingriffen. So erlitt ein Patient nach einer Leberblindpunktion eine innere Blutung, weil er die Bettschüssel nicht benutzte, sondern aufs Klo ging.

Insgesamt kann man sagen, daß beim Umgang mit der Intimität vom Patienten wichtig ist, sich klarzumachen, daß der begreifliche Wunsch von Patientinnen und Patienten, die eigene Intimsphäre zu schützen, den medizinischen und pflegerischen Zweckmäßigkeitserwägungen oft entgegenstehen kann. Macht man sich diesen Konflikt deutlich und berücksichtigt man auch, daß es beim medizinischen Personal zu einer Adaptation an den Umgang mit der Intimsphäre vom Patienten kommt, die ein Einfühlen erschweren kann, wird man mit Patienten adäquater umgehen können.

Zum Umgang mit Angst: die Angst des Patienten und die eigene Angst

Rationale und irrationale Angst

Jede ärztliche Behandlung kann über Nebenwirkungen, Komplikationen oder Zwischenfälle zu vorübergehenden oder bleibenden Schäden, ja sogar zum Tode führen. Es besteht immer die Gefahr des menschlichen oder des apparativen Versagens. Kein Mensch und kein Apparat ist hundertprozentig und unter allen Umständen sicher.
Soweit mögliche Nebenwirkungen bekannt sind, muß der Patient auf sie hingewiesen werden, besonders vor operativen Eingriffen.

Es hängt dann von der Primärpersönlichkeit ab, ob er bei einer Komplikationsrate von 1 % vorwiegend dieses 1 % sieht oder die 99 % der Fälle, in denen es gut geht. Ganz irrational ist die Angst eines Menschen, der sich in ärztliche Behandlung begibt, aber nie. Wir haben hier ähnliche Verhältnisse wie bei der Teilnahme am Straßenverkehr, wo man im allgemeinen mit einem Unfall nicht rechnet, gleichzeitig aber doch weiß, daß ein Unfall eintreten kann. Manche Menschen haben aber sehr viel Angst, es könnte ihnen ein Unfall passieren und andere sehr wenig. Die einen sind dann übervorsichtig, die anderen leichtsinnig. Angst kann auch unterdrückt werden, weil sie ein vernünftiges und geschicktes Verhalten beeinträchtigen könnte. Das passiert zum Beispiel, wenn jemand, der sonst immer den Sicherheitsgurt anlegt, ihn gerade bei Glatteis „vergißt". Er möchte nicht an die Möglichkeit eines Unfalls erinnert werden, wie das ein Sicherheitsgurt ja tut. Gleichzeitig weiß er durchaus um die Gefahr bei

Glatteis und fährt deshalb vorsichtig. Er möchte sich die Zuversicht bewahren, bei genügender Vorsicht würde nichts passieren. Durch das Anlegen des Sicherheitsgurtes räumt er ein, daß ihm ein Unfall passieren kann.

Bei einer Narkose übergibt der Patient dem Anästhesisten seine Lebensfunktionen. Je nach dem basalen Vertrauen oder Mißtrauen, das ein Mensch auch sonst im Leben hat, liefert sich der Patient dem Anästhesisten mit mehr oder weniger Angst aus. Ein ruhiges, sicheres und sorgfältiges Vorgehen schafft Vertrauen, während Hektik, Unsicherheit oder ein Durchführen der präoperativen Untersuchung „mit links" das Vertrauen des Patienten mindert. Eigentlich sollte jeder Anästhesist das wissen. Dennoch richtet nicht ein jeder Anästhesist sein Handeln nach diesem Wissen ein.

Auch Schwestern und Pfleger – bzw. gerade sie – werden vom Patienten oft nach den Gefahren einer Narkose oder eines operativen Eingriffs gefragt.

Das hängt einmal sicher mit der sozialen Distanz zwischen den meisten Patienten und den Ärzten zusammen; Schwestern und Pfleger „trauen" sich viele Patienten eher zu fragen. Zum anderen ist aber die Kontaktzeit zwischen dem Pflegepersonal und den Patienten länger; Vertrauen entsteht auch aus Vertrautheit, die Zeit braucht, um sich zu entwickeln. Viele Schwestern und Pfleger sind vor allem, wenn sie noch wenig Erfahrung haben, aber nicht in der Lage, differenzierte Informationen zu geben. Sie flüchten sich in die Auskunft, es werde sicher alles gut gehen. Der Patient brauche sich keine Sorgen zu machen. Das wirkt sich manchmal günstig aus, manchmal erhöht es aber gerade die Angst des Patienten, der glaubt, man verheimliche ihm irgendwelche Gefahren.

Bei einer Operation, bei der man im allgemeinen mit einer völligen Heilung rechnet und die Komplikationsrate gering ist, zum Beispiel bei einer Blinddarmoperation, liegen die Verhältnisse noch relativ einfach. Doch gibt es Operationen, die eine Funktion bessern, aber wahrscheinlich nicht zu einer völligen Wiederherstellung führen, wie zum Beispiel viele Operationen am Kniegelenk. Andere Operationen werden aus vitaler Indikation gemacht. Die Operation führt zu einer Verunstaltung, zum Beispiel durch die Entfernung einer Brust oder zu einer Funktionseinschränkung, wie zum Beispiel bei der Operation eines Magenkarzinoms, wo ein großer Teil des Magens entfernt wird. Die Aufklärung wird in solchen Fällen zu einer komplexen Aufgabe. Fühlen sich Schwestern oder Pfleger darin überfordert, Auskunft zu geben, sollten sie den Patienten an den Arzt verweisen. Eine Absprache und einen Informationsaustausch darüber, wie Pflegepersonal und Ärzte sich die Aufgaben der Patientenaufklärung teilen, halte ich für wichtig.

> Auch sehr große operative Eingriffe können heute mit einem im Vergleich zu früheren Zeiten geringen Operationsrisiko gemacht werden. Der Patient übersteht meist die Operation. Dennoch ist, wie schon gesagt, eine jede operative oder konservative Therapie auch mit einem, wenn auch oft kleinen, Risiko verbunden. Die Angst des Patienten hat insoweit immer auch einen realen Kern. Deshalb wäre ein Verschweigen jeden Risikos nicht nur unzulässig, sondern auch unglaubwürdig, weil die meisten Patienten um das grundsätzliche Risiko wissen.

Was ich über die Angst gesagt habe, die ein Mensch empfindet, wenn er sich an den Anästhesisten in seinen Lebensfunktionen in die Hand gibt, wird ein Patient in abgeschwächter Form bei einem jeden ärztlichen Eingriff empfinden, ja bei einem jeden Aufenthalt im Krankenhaus. Der Patient wird sich zum Beispiel Gedanken darüber machen, ob bei einer Verschlechterung seines Zustandes die Schwester, der Pfleger oder der diensthabende Arzt rechtzeitig kommt.

Ein Grund, warum viele Patienten auf einer Intensivstation entgegen der Erwartungen gesunder Besucher die Apparate nicht als beängstigend, sondern als Sicherheit gebend erleben, liegt in deren dauernder Präsenz.

Ein Apparat, der die Herzfunktion ***immer*** überwacht und laute Signale gibt, wenn sich an der Funktion des Herzens etwas ändert, nimmt dem Patienten Angst. Der Patient hat das Gefühl, weniger auf sich selbst achten zu müssen. Er selbst ist es ja nicht, der nach der Schwester oder dem Pfleger oder dem

Arzt läuten muß. Das besorgt der Apparat – zuverlässig, wie der Patient hofft.

> Wieviel Angst ein Patient haben wird, läßt sich sehr schwer einschätzen. Es gibt Menschen, die infolge einer psychischen Störung, die relativ verbreitet ist, extreme Angst vor unbekannten Gefahren haben. Tritt eine reale Gefahr auf, wirken sie oft viel weniger ängstlich. Bleibt die Gefahr aber unbestimmt, wenn ein Eingriff in Narkose gemacht wird, dessen Verlauf der Patient nicht verfolgen kann, nimmt die Angst zu.

Bei einer Prämedikation ist das zu berücksichtigen. Wie der Patient einem Eingriff entgegensieht, sollte der Anästhesist erfragen und auch das Pflegepersonal sollte es wissen. Der Anästhesist wird eine starke Ängstlichkeit des Patienten in der Prämedikation berücksichtigen, aber auch im Umgang mit dem Patienten bei Einleitung der Narkose und es wäre sicher günstig, wenn das Pflegepersonal von dieser Ängstlichkeit des Patienten etwas erfahren würde; am besten natürlich mit Hinweisen darauf, wie damit umzugehen sei.

Für viele Patienten bedeutet das Erwachen aus der Narkose, daß die Gefahr der Operation vorüber ist und es nun aufwärts gehen wird, auch wenn der Patient vorübergehend Schmerzen oder Übelkeit empfindet. Für andere bedeutet das Erwachen aus der Narkose eine Konfrontation mit Verstümmelung oder Verunstaltung. Der Patient macht sich Sorgen bezüglich seiner Arbeitsfähigkeit. Eine Frau macht sich Sorgen darüber, wie der Partner auf die Entfernung einer Brust reagieren wird und fürchtet vielleicht, daß er sich von ihr abwendet oder sie jedenfalls nicht mehr als eine „ganze“ Frau sehen kann.

Für andere Patienten bedeutet das Erwachen aus der Narkose nicht, daß nach einem unkomplizierten postoperativen Verlauf jede Gefahr vorüber sein wird. Das funktionelle Ergebnis einer Operation kann nicht stabil bleiben, ein Bypass zum Beipsiel kann sich verschließen. Nach einer Krebsoperation stellt sich die Frage, ob „alles raus“ ist. Auf viele Patienten wartet nach einer Krebsoperation noch eine Strahlentherapie oder Chemotherapie, die oft belastender ist als die Operation selbst und auch mit Verunstaltungen, zum Beispiel mit Haarausfall, verbunden ist.

Weil viele Patienten, und oft ja nicht zu unrecht, davon ausgehen, daß Pflegepersonal und Ärzte überlastet sind, sprechen sie über ihre Sorgen und Befürchtungen häufig nicht zu den Ärzten und dem Pflegepersonal, sondern allenfalls zu Menschen, von denen sie annehmen, sie hätten nicht so viele Aufgaben und deshalb mehr Zeit, zum Beispiel zu Pflegepraktikanten, Famuli und Praktikumsstudenten, die aufgrund ihrer geringen Lebenserfahrung und begrenzten Fachkompetenz die noch am wenigsten geeigneten Gesprächspartner sind. Gerade über die Krankheitsverläufe steht in den Lehrbüchern meist wenig. Der verfügbare Platz wird von Hinweisen zur Diagnostik und zur Therapie gefüllt.

Manche Famuli und Praktikumsstudenten verschweigen dem Patienten gegenüber, daß sie über den zu erwarteten Krankheitsverlauf wenig Bescheid wissen. Das ist nicht zu rechtfertigen. Es sind ja immer erfahrenere und kompetentere Ärzte da und die Patienten sollten wissen, daß die schwierigere Aufgaben übernehmen. Das beruhigt.

Im Umgang mit der Angst eines Patienten ist es wichtig, die Angst vor den Folgen der Krankheit von der Angst vor den Folgen ärztlicher Eingriffe zu unterscheiden. Es gibt Ärzte, die es kränkt, wenn der Patient Angst vor den Folgen eines ärztlichen Eingriffs hat. Sie fühlen sich dann in ihrer Fachkompetenz angezweifelt. Das kann dazu führen, daß ein Arzt die Angst des Patienten vor den Folgen eines Eingriffs nicht wahrnimmt, daß er sie ausblendet oder daß er eben auf die Angst des Patienten gekränkt reagiert. Die Angst des Patienten vor den Folgen seiner Krankheit blendet er vielleicht auch deshalb aus, weil ihn das an die Möglichkeit erinnert, selbst krank zu werden; besonders dann, wenn es sich um Patienten handelt, die sich im Alter von ihm selbst wenig unterscheiden.

Auch Angehörige des Pflegepersonals können auf die Angst des Patienten aus den gleichen Gründen abweisend reagieren. Die Angst vor einem Eingriff könnten sie wie eine Kritik am therapeutischen Team erleben, dem sie angehören oder dem sie sich zugehörig fühlen und ebenso wie die Ärzte können sie es unter Umständen schwer aushalten, an die Möglichkeit erinnert zu werden, selbst zu erkranken, zum Beispiel an einem Krebs.

> Insgesamt kann man sagen: Patientinnen und Patienten und die Angehörigen des medizinischen Personals haben gemeinsam, daß sie sich ihrer Angst oft schämen und ungern darüber sprechen. Vom Patienten wird erwartet, daß er über seine Angst spricht, damit man ihn beruhigen kann; gleichzeitig kann die Angst des Patienten aber kränkend für das medizinische Personal sein, wenn der Eindruck entsteht, die Angst des Patienten habe etwas mit einem Mangel an Vertrauen zu tun. Das medizinische Personal verlangt von sich, daß es eigene Ängste dem Patienten gegenüber verbergen kann, was nicht immer gelingt. Es ist wichtig zu wissen, ob man selbst eher ängstlich ist oder Angst eher wenig empfindet. Das dient einmal der Unterscheidung realitätsgerechter und irrationaler Angst; zum anderen gibt es Hinweise darauf, wie gut und wie schlecht man sich in Patientinnen und Patienten einfühlen kann, die mehr oder weniger ängstlich sind.

Aufklärung

Die Aufklärung von Kranken ist ein sehr komplexes Thema. Zunächst muß man die Aufklärung über den Spontanverlauf einer Krankheit („Eine Erkältung dauert etwa eine Woche, wenn sie nicht behandelt wird“) und dem Verlauf unter Behandlung: („Behandelt dauert eine Erkältung etwa sieben Tage“) unterscheiden.

Im Falle einer Erkältung unterscheiden sich die Behandlungsdauer mit oder ohne Behandlung in der Regel kaum, weil die entsprechenden Viren einer antibiotischen Behandlung nicht zugänglich sind. Man kann lediglich die Symptome lindern und Komplikationen verhindern suchen. Bei anderen Krankheiten unterscheiden sich der Spontanverlauf und der Verlauf unter Behandlung sehr stark, zum Beispiel bei einer Blinddarmentzündung oder einem Schenkelhalsbruch. Daß ich hier Beispiele aus der Chirurgie gewählt habe, ist nicht zufällig. Die Chirurgie hat auch heute noch die eindeutigsten Behandlungserfolge, allerdings nicht bei allen Krankheiten. So unterscheidet sich der Verlauf eines kleinzelligen Bronchialkarzinoms mit oder ohne (chirurgische und chemische) Behandlung nur wenig, so daß sich ein Patient unter Berücksichtigung der Lebensqualität, die insbesondere durch die Chemotherapie eingeschränkt wird, durchaus gegen eine Behandlung entscheiden könnte, ohne deshalb in jedem Falle als unvernünftig angesehen zu werden. Für den Mediziner ist es einfacher, in jedem Falle alles medizinisch Mögliche zu tun als mit dem Patienten, der eine schwerschwiegende Diagnose erfahren hat, Gespräche darüber zu führen, um ihm zu helfen, Vor- und Nachteile einer Behandlung gegeneinander abzuwägen. Solche Gespräche sind nicht nur zeitraubend und emotional belastend, sondern auch in der Sache schwierig. Es genügt nämlich nicht, dem Patienten zu raten, das zu tun, was man selbst in seiner Lage tun würde. Erstens ist es schwer möglich, sich in die Lage eines Menschen hineinzuversetzen, der eine schwerwiegende Diagnose erfährt. Zweitens ist der Patient ja in seiner Persönlichkeitsstruktur, oft auch in seinem Alter vom Aufklärenden verschieden. Drittens hat er oft eine andere Schulbildung; auf jeden Fall fehlen ihm die Kenntnisse, die ein Arzt bei längerer Berufspraxis aus der Beobachtung von Krankheitsverläufen bei dem entsprechenden Krankheitsbild gewinnt, und die per Beschreibung schwer zu vermitteln sind. Der Arzt würde sie bei einer Entscheidung im eigenen Falle mit berücksichtigen. Schließlich unterscheidet sich der Patient vom beratenden Arzt durch seine Beziehungen zu Menschen, die der Arzt nicht kennt oder von denen er meist nicht alle kennt und dann oft nur sehr oberflächlich. Meist erfährt er bezüglich der Angehörigen nur die vom Patienten eingeschätzte Bereitschaft, sich in einer eventuellen Pflege zu engagieren und materielle und seelische Unterstützung zu geben. Was jemand tun würde, wenn er die gleiche Krankheit hätte wie ein anderer, unterscheidet sich unter Umständen erheblich von dem, was er tun würde, wenn er dieser andere wäre, in dessen privater und beruflicher Lage, in dessen Alter, wenn es sich unterscheidet und mit dessen Persönlichkeitsstruktur.

> Abgesehen von der Frage, ob die nach fachlichem Ermessen effektivste Behandlung durchgeführt werden soll oder nicht und was alternativ noch in Frage käme, bedeutet die Mitteilung, daß eine lebensgefährliche oder gar eine sicher zum Tode führende Erkrankung vorliegt, einen Schicksalseinbruch. Mit einem solchen Schicksalseinbruch gehen verschiedene Menschen sehr verschieden um, auch wieder nach Maßgabe ihrer Lebenssituation, ihrer Persönlichkeit und ihres Wissenstandes, auch ihrer religiösen Bindungen.

Noch vor dreißig Jahren hat man den Patienten in vielen Ländern, so auch bei uns, die Diagnose einer zum Tode führenden Erklärung in der Regel nicht mitgeteilt, sondern nur den Angehörigen. Darin lag natürlich eine besondere Problematik. Man kann sich darüber streiten, was man den Patienten sagen soll. Auf jeden Fall aber bedeutete die Mitteilung nur an die Angehörigen für diese aber eine große Belastung. Daß die Angehörigen die Diagnose und ihre Konsequenzen kannten und nicht auch der Patient, bestimmte das Verhalten der Angehörigen, die sich verpflichtet fühlten, das Geheimnis zu wahren und sich Vorwürfe machten, wenn ihnen das nicht gelang. Die Patienten wurden daran gehindert, von ihren Angehörigen Abschied zu nehmen, was ja ein Prozeß ist, der Zeit braucht. Vielen Patienten wurde die Diagnose auch nicht mitgeteilt, wenn sie schon im Sterben lagen, was ein Abschiednehmen auch dann noch verhinderte. Andere errieten oder erahnten die richtige Diagnose und mochten mit ihren Angehörigen nicht darüber sprechen, um sie nicht zu belasten. Der einzige Grund, warum einem Patienten die Diagnose mitgeteilt werden sollte, war für viele Ärzte die Notwendigkeit, daß der Kranke rechtlich wirksame Entscheidungen treffen mußte, zum Beispiel über einen Betrieb, der ihm gehörte. „Sein Haus bestellen müssen“ galt in manchen, keinesfalls in allen Fällen als Grund, die Diagnose und die mit ihr verbundene Prognose mitzuteilen.

Heute hat sich das Verhalten der Ärzte umgekehrt, was die Mitteilung von Diagnose und Prognose angeht. Zum Teil hat das juristische Gründe: der Patient hat nach dem Gesetz ein Recht auf volle Aufklärung. Diese wird von den Patienten heute auch mehr ***gefordert*** als früher. Das ist unter anderem im Zusammenhang mit therapeutischen Maßnahmen eine Auswirkung des Vertrauensverlustes, den die Ärzteschaft, unter dem Einfluß kritischer Berichte in den Medien, in den letzten Jahrzehnten erfahren hat. Zum Teil hängt der Wandel im Aufklärungsverhalten mit dem Bilde eines mündigen, über sich selbst entscheidenden Patienten zusammen, dessen Verwirklichung auch von seiten der Ärzte angestrebt wird.

Die volle Aufklärung beseitigt Probleme, die ich genannt habe, schafft aber auch neue. Nicht alle Menschen sind fähig, die Mitteilung einer sicher zum Tode führenden Krankheit in der gewünschten, reifen Weise zu verarbeiten. Auch dann kommt es aber zu einem schweren inneren Aufruhr. Man hat versucht, einen Stadienablauf der Auseinandersetzung mit einer solchen Diagnose zu beschreiben; ein typischer Verlauf in geregelter Abfolge findet sich aber nur bei einem Teil der Patienten. Man kann jedenfalls sagen, daß ein nicht glauben Wollen vorkommt, daß die Frage: „warum gerade ich?" gestellt wird, vor allem von jungen Patienten, daß es zu depressiven Gefühlen von Hoffnungslosigkeit kommt und daß manche, nicht alle Patienten, sich mit der Unausweichlichkeit ihres bevorstehendes Todes aussöhnen. Alten Menschen scheint das nicht häufiger zu gelingen als jungen. Ob es gelingt, hängt zwar sehr stark davon ab, ob der betreffene Patient das Gefühl hat, sein Leben, so wie er es wünschte, gelebt und die Lebensaufgaben bewältigt zu haben, so daß er den Tod jetzt als einen Abschluß akzeptieren kann. Manche alten Menschen, auf die das an sich zutreffen könnte, klammern sich aber sehr an das Leben. Wahrscheinlich gehört dennoch eine gewisse Kraft dazu, das bevorstehende Ende zu akzeptieren, über die viele alte Menschen nicht mehr verfügen.

Die Situation ist anders, wenn es sich um eine unbehandelt zum Tode führende Krankheit handelt, bei der aber eine Therapie möglich ist und Chancen bietet. Dann werden diese

Chancen, je nach Persönlichkeitsstruktur, meist entweder über- oder unterschätzt. Werden sie unterschätzt, sollte der Arzt, und mit ihm auch das Pflegepersonal, auf die realen Chancen immer wieder hinweisen. Werden sie überschätzt, würde ich empfehlen, den Patienten bei seiner Einschätzung zu belassen, wenn nicht gewichtigte Gründe des Einzelfalles dagegen sprechen (zum Beispiel eben, daß der Betreffende keine Vorkehrungen dafür trifft, daß es schlecht ausgeht und diese Unterlassung seinen Angehörigen oder seinen Mitarbeitern erheblich schaden würde). In der Regel aber sollte man eine derartige Überschätzung als ein Zeichen nehmen, daß der Betreffende, zumindest zum jetzigen Zeitpunkt, nicht in der Lage ist, sich mit den realen Risiken zu konfrontieren, von denen man ihm Mitteilung gemacht hat. Manche dieser Patienten geraten sogar in eine euphorische Stimmungslage und scherzen bagatellisierend über die bevorstehende Behandlung, zum Beispiel eine Operation. Ein solches Verhalten kann darauf hinweisen, daß Angst oder Depression abgewehrt wird. Würde eine Depression manifest, könnte das die Prognose beeinträchtigen, weil sie den Patienten daran hindern würde, seine Abwehrkräfte voll gegen die Krankheit zu mobilisieren. Daß depressive und im Rahmen ihrer Depression hoffnungslose Patienten mit Krebs kürzer leben, glaubt man nachgewiesen zu haben. Wahrheitsfanatismus ist hier also schädlich, wie überhaupt jede Form von Fanatismus.

Die unbedingt wahrheitsgetreue Mitteilung von Diagnosen und Prognosen „ohne Rücksicht auf Verluste“ hat ihre Ursache nicht immer nur im Fanatismus. Oft ist auch Bequemlichkeit die hauptsächliche Ursache. Ebenso wie vor noch nicht allzulanger Zeit eine ungünstige Prognose nur mitgeteilt wurde, wenn es gar nicht anders ging, sonst aber nach einem starren Prinzip verfahren wurde, das den Umgang mit Diagnose und Prognose einfacher machte als ein differenzierteres Vorgehen es gewesen wäre, erfolgt heute die Mitteilung von Diagnose und Prognose oft schematisch, undifferenziert und mit wenig Einfühlung in die Lage des Patienten. Man sagt ihm, was er hat und wie die Aussichten sind; damit erscheint eine unangenehme Aufgabe erfüllt. Ich habe gar nicht selten gehört, daß die Aufklärung von Patienten dem jüngsten Mediziner auf der Station überlassen wurde, zum Beispiel einem Internatsstudenten, „weil sich der ja mehr Zeit nehmen kann, sich mit dem Patienten zu beschäftigten“. Damit wird eine der schwierigsten ärztlichen Aufgaben, die wie kaum eine andere Lebenserfahrung und menschliche Reife erfordert, an den delegiert, der sie von seinen Möglichkeiten her am wenigsten erfüllen kann.

Es scheint zwar festzustehen, daß ein Verlust jeder Hoffnung Krankheitsverläufe ungünstig beeinflußt. Tatsächlich kann man bei vielen Krankheiten aber gar nicht ausschließen, daß morgen ein Mittel gefunden wird, das es ermöglicht, eine Krankheit zu behandeln, die jetzt noch als unheilbar gilt. Das gilt ganz besonders für Krankheiten wie Krebs oder Aids, an deren Aufklärung und therapeutischen Bewältigung Tausende von Menschen überall in der Welt arbeiten. Auch das sollte man einem Patienten sagen, außer wenn die Krankheit so weit fortgeschritten ist, daß ganz sicher jede Hilfe zu spät käme.

Insgesamt kann man sagen: Beim Umgang mit der Aufklärung vom Patienten ist eine Neigung zu Extremen festzustellen. Während Patientinnen und Patienten früher eher nicht aufgeklärt und darüber hinaus auch angelogen wurden, kann man heute beobachten, daß undosiert und rücksichtslos aufgeklärt wird, als ob der Aufklärende eine unangenehme Pflicht rasch hinter sich bringen möchte. Aufklärung ist eine wesentliche ärztliche und pflegerische Aufgabe. Sie kann sehr belasten, kann aber auch befriedigen, wenn sie gut gemacht wird.

Die kleinen Wahrheiten

Bei der Aufklärung eines Patienten über sein Krankheitsbild und dessen Prognose oder über die Risiken eines Eingriffs geht es manchmal darum, ob man den Patienten „die ganze Wahrheit“ sagt oder nur einen Teil der Wahrheit. Daß man den Patienten bei der Aufklärung heute mehr an Wahrheit sagt als noch vor zwanzig oder dreißig Jahren, hat sich im Großen und Ganzen insgesamt doch positiv ausgewirkt.

Auch im täglichen Umgang mit den Patienten geht es um Wahrheit. Die meisten Ärztinnen und Ärzte, Schwestern und Pfleger wissen, daß es sich bei Kindern meist bewährt, wenn man ihnen bei einem schmerzhaften Eingriff sagt, daß es jetzt gleich wehtun wird, am besten verbunden mit einer Zeitangabe, die das Kind verstehen kann, zum Beispiel: „einen Augenblick“ oder: „bis wir mit dem Wechseln des Verbandes fertig sind“. Im Umgang mit Erwachsenen hat sich dieses Vorgehen noch nicht genug eingebürgert, obwohl es sich auch da bewährt.

Daß der Einstich bei einer Blutentnahme oder einer Injektion wehtut, weiß wohl jeder Erwachsene und die meisten Erwachsenen haben ja auch schon Spritzen bekommen oder es wurde ihnen Blut abgenommen. Da braucht man nicht extra zu sagen, daß es wehtun wird. Patienten mit schlechten Venen, bei denen unter Umständen mehrmals gestochen werden muß, wird man darauf nicht aufmerksam machen müssen; sie wissen meist selbst, daß sie schlechte Venen haben, in die man nicht immer beim ersten Mal hineinkommt. Etwas anderes ist es mit ärztlichen und pflegerischen Verrichtungen, die nicht jeder schon erlebt hat, zum Beispiel einen großen Verbandwechsel, das Fädenziehen, einen Katheterwechsel. Da sollte man dem Patienten sagen, daß es wehtun wird und wie lang der Schmerz ungefähr dauert („ein paar Sekunden„ oder: „bis wir hier damit fertig sind“).

Tritt während einer ärztlichen oder pflegerischen Verrichtung ein unerwarteter Schmerz auf, den man dem Patienten nicht angekündigt hat, weil man ihn nicht erwartete, ist es wichtig, dem Patienten zu sagen, daß man selbst nicht erwartet hat, es würde wehtun. Zusätzlich kann es sinnvoll sein, dem Patienten zu erklären, wie der Schmerz zustande gekommen ist; selbst dann, wenn man bei der ärztlichen oder pflegerischen Verrichtung einen Fehler gemacht hat. Wer einen eigenen Fehler einräumt, statt darüber hinwegzugehen, erhält sich eher das Vertrauen des Patienten. Über die Schmerzhaftigkeit von Eingriffen nicht oder falsch aufgeklärte Patienten entwickeln eine Angst vor neuen Eingriffen, die man ihnen ersparen sollte und die denen, die bei ihnen weitere Eingriffe durchführen, die Arbeit erschwert.

Die Angst vor der Narkose

> Viele Patienten haben vor einer Narkose mehr Angst als vor dem operativen Eingriff. Selbst bei einer kurzen Narkose begibt sich der Patient ganz in die Hände des Anästhesisten.

Unter Muskelrelaxation kann der Patient nicht selbst atmen. Er muß beatmet werden. Die Blutdruckregulation funktioniert nicht mehr automatisch, wenn sie durch Pharmaka beeinflußt wird. Theoretisch wäre es auch möglich, daß ein Patient während der Operation unter Curare erwacht und sich nicht bemerkbar machen kann, weil er ja durch das Curare gelähmt ist. In den Anfangszeiten der Anästhesie soll das auch vorgekommen sein. Eine Patientin, die während einer Gallenoperation erwachte, konnte Äußerungen des Chirurgen („Halt mal die Scheiß-Leber weg!") wörtlich berichten; zuerst hatte man ihr das Erwachen während der Operation nicht glauben wollen. Ärzte und Schwestern oder Pfleger, die narkotisiert werden sollen, wissen um solche und andere, mehr oder weniger wahrscheinliche Möglichkeiten; deshalb ist ihre Angst oft größer als die eines Patienten, der davon nichts weiß und die man auf extrem seltene Komplikationen mit Recht nicht hingewiesen hat. Manche Patienten haben die Vorstellung, sie würden einfach zum Schlafen gebracht. Das kann aber dennoch ängstigen, wenn sie wissen, daß es sich um einen Schlaf handelt, aus dem man nicht erwacht, wenn mit einem etwas Traumatisches geschieht, wie zum Beispiel eine Operation; der Operationsschmerz würde den normal Schlafenden sofort wecken.

Die Angst bei der Vorstellung, bewußtlos und so anderen Menschen ganz ausgeliefert zu sein, ist in ihrer Intensität sehr persönlichkeitsabhängig.

Die Angst, die damit verbunden ist, während einer Narkose die Kontrolle über sich selbst und über die Situation aufzugeben, steht in einem direkten Verhältnis zu der Angst, auch in anderen Situationen die Kontrolle zu verlieren; gerade sehr beherrschte Patienten haben oft diese Angst, von der sie nicht sprechen, weil sie sich ihrer schämen: sie empfinden die Angst selbst schon als einen Verlust an Kontrolle über sich selbst. Da kann es sich empfehlen mit dem Patienten über den Aspekt: ***Kontrolle abgeben*** zu sprechen und darüber zu informieren, welche Vorsichtsmaßnahmen getroffen werden, um zu verhindern, daß die Körperfunktionen entgleisen. Andere Patienten unterdrücken ihre Angst und geben sich vertrauenselig oder euphorisch. Da es sich hier um eine Form der Angstbewältigung handelt, die auf eine große unterdrückte Angst schließen läßt, sollte man diesen Patienten ihre scheinbare Furchtlosigkeit oder Euphorie lassen und ihnen diese Bewältigungsmöglichkeit nicht nehmen, zum Beispiel durch eine besonders gründliche und die möglichen Komplikationen ganz in der Vordergrund stellende Aufklärung.

Bei manchen Operationen läßt man den Patienten zwischen einer Vollnarkose und einem lokalen Anästhesieverfahren wählen. Hier erscheint mir eine gründliche Aufklärung wieder besonders wichtig.

Wenn der Patient wach ist und mithört, müssen sich die Chirurgen bezüglich ihrer Beratungen in acht nehmen, zum Beispiel bei einer unverhofften Komplikation. Die jüngeren Mitglieder des Operationsteams getrauen sich unter Umständen nicht, zu sagen, was ihnen auffällt, auch wenn das nützlich wäre. So weiß ich von einem Fall, wo bei einer einfachen Plattenentfernung nach Oberschenkeltrümmerbruch die Schrauben, die außerhalb der Platte zum Verschrauben der Fragmente angebracht worden waren, irrtümlich belassen wurden, obwohl einer der Assistenten das bemerkte (und es dem operierenden Chef mitteilte, als die Operation schon beendet war und man den Patienten aus dem Operationssaal hinausgefahren hatte).

Die Gefühllosigkeit der unteren Körperhälfte bei einer Lumbalanästhesie wird von manchen Menschen als unangenehm, aber harmlos empfunden, andere beunruhigt es sehr. Unangenehm ist auch, daß sich in dieser Zeit die Blase entleeren kann, ohne daß der Patient es merkt, wie bei einer Querschnittlähmung.

> Es gibt Patienten, die auf eine Anästhesie bei kleinen chirurgischen Eingriffen ganz verzichten wollen. Solchen Patienten muß man klarmachen, daß es eine der Funktionen einer Anästhesie ist, dem Operateur ein ruhiges und ungestörtes Arbeiten zu ermöglichen.

Daß der Chirurg sich bei Operationen unter einer guten Anästhesie mehr Zeit lassen kann als früher, ist sicher einer der großen Vorteile der modernen Anästhesieverfahren. Mein Vater hat als praktischer Arzt noch Wunden ohne Lokalanästhesie genäht; die Patienten erwarteten es nicht anders und auch die Ärzte waren es gewöhnt, bei sogenannten Bagatelleingriffen rasch und schonend zu arbeiten. Heute sind die Ärzte an das Arbeiten unter Anästhesie gewöhnt; die Fähigkeit, schmerzarm ohne Anästhesie zu arbeiten, haben sie nicht erlernt.

> Ingesamt kann man sagen: Aufklärung nicht nur über die Krankheit und ihren zu vermutenden Verlauf, sondern auch über die ärztlichen und pflegerischen Verrichtungen am Patienten, verbessert die Beziehung zum Patienten. Dem Hinweis auf Zeitmangel läßt sich durch das Argument begegnen, daß eine gute Aufklärung letztlich Zeit spart, weil Patientinnen und Patienten danach besser kooperieren.

Überaktivität und Vermeidung

Viele Menschen belastet es, wenn sie einem anderen Menschen nicht helfen können, dem es schlecht geht.

Man hat herausgefunden, daß Ärzte, ohne es zu merken, die Visite bei Kranken, an deren Zustand sie medizinisch nichts mehr ändern können, abkürzen, daß Pflegepersonen länger brauchen, bis sie auf das Klingeln eines Patienten reagieren, von dem sie wissen, daß er unheilbar krank ist. Hier handelt es sich um vom Betreffenden selbst nicht bemerkte Vermeidungen mit dem Ziel, die gefühlsmäßige Belastung zu verringern. Menschen können in einer solchen Situation aber auch mit Überaktivität reagieren.

Das kommt zum Beispiel auf Intensivstationen vor. Die Überaktivität läßt dann keine Zeit, sich in die Lage des Patienten hineinzuversetzen. Man ist ja damit beschäftigt, etwas zu tun, das dem Patienten helfen könnte, auch wenn man eigentlich weiß, daß die Bemühungen keinen Erfolg haben werden. Häufig besteht die Aktivität im Bedienen von Geräten. Obwohl die Geräte am Patienten eingesetzt werden, wendet man sich doch vom Patienten ab und den Geräten zu. Auch das bringt eine emotionale Entlastung.

Beim Vermeiden und bei Hyperaktivität handelt es sich im Grunde um sinnvolle Verhaltensweisen angesichts einer Gefahr. Es ist besser, eine Gefahr zu meiden als darin umzukommen. Läßt sich die Gefahr nicht meiden, ist es meist besser, aktiv mit ihr umzugehen, als sich ihr passiv auszuliefern. Wir reagieren ja in vieler Hinsicht noch wie unsere Vorfahren, die Jäger und Sammler. In der komplexen Situation des Umgangs mit Patienten sind solche ursprünglich zweckmäßigen Verhaltensweisen aber nicht immer zweckmäßig.

Wünschenswert wäre es, daß man sich um Menschen, denen es schlecht geht, auf der Beziehungsebene mehr kümmert als um Leichtkranke, und daß man Aktivität vermeidet, die dem Patienten nicht nützt, sondern ihn nur belastet. Zweckmäßig können sich Vermeiden und Hyperaktivsein in Grenzfällen auswirken: zum Beispiel dann, wenn eine Ärztin oder ein Arzt, eine Schwester oder ein Pfleger durch Belastungen im Beruf oder im Privatleben an eine Toleranzgrenze gelangen, bei deren Überschreiten sie seelisch oder körperlich dekompensieren würden. Dann ist es vielleicht besser, die Kontakte mit manchen Patienten bewußt etwas einzuschränken oder sich durch Hyperaktivität zu stabilisieren, als durch Krankheit oder Berufswechsel auszufallen. In diesem Zusammenhang muß auch daran gedacht werden, daß man eher Fehler macht, wenn man überlastet ist, als wenn man innerhalb seiner Toleranzgrenzen bleibt.

> Ingesamt kann man sagen: Es ist wichtig, sich klarzumachen, ob man mehr zur Überaktivität oder mehr zur Vermeidung neigt und in welchen Situationen. Dadurch kann es gelingen, sich zweckmäßiger zu verhalten.

Die Angst, etwas nicht zu können oder falsch zu machen

Wer zum ersten Mal in einem Krankenhaus arbeitet, sei es als Medizinerin oder Mediziner, sei es in der Ausbildung zur Schwester oder zum Pfleger, kann das meiste nicht. Soweit theoretische Kenntnisse vorhanden sind, fällt es dem Anfänger meist schwer, sie mit der Praxis zu verbinden und konkrete Handlungsanweisungen aus der Theorie abzuleiten.

An manchen Kliniken mit guter personeller Ausstattung, zum Beispiel Universitätskliniken, kann es sein, daß die jungen Mediziner in dem, was sie tun könnten, unterfordert werden. Famuli und Internatsstudenten in solchen Kliniken haben oft mit Recht den Eindruck, man ließe sie zu wenig „machen“.

Das gilt vor allem für Famuli, die nur kurze Zeit bleiben, so daß sich die Ausbildungsinvestition für das Stammpersonal nicht auszahlt.

Dagegen werden Schwesternschülerinnen und Pflegeschüler von Anfang an zu Tätigkeiten eingesetzt, die sie während ihres ganzen Berufsweges begleiten werden. Zum Beispiel bringen sie Essen oder die Bettschüssel oder die Urinflasche, sie helfen beim Bettenmachen: Kurz gesagt, sie übernehmen von Anfang an den Teil der Pflege, der bei häuslicher Pflege den Familienangehörigen zufallen würde, soweit es sich nicht um das Heraussuchen und Geben von Medikamenten handelt. Das ist nämlich eine komplexe Tätigkeit, bei der man schwere Fehler machen kann. Aus einer großen Zahl von Medikamenten muß nach Anweisung des Arztes für jeden Patienten das richtige herausgesucht und dann auch an ihn und keinen anderen ausgeteilt werden, während bei häuslicher Pflege weniger Medikamente da sind und in der Regel auch nur ein Patient gepflegt werden muß, was die Gefahr von Verwechslungen mindert.

Die Gefahr von Verwechslungen spielt in Krankenhäusern bekanntlich eine große Rolle: in der Geburtshilfe, bei Operationen (das richtige Bein muß amputiert, die richtige Niere herausgenommen werden), bei Bluttransfusionen und eben bei der Zuteilung von Medikamenten. Nicht immer läßt es sich vermeiden, daß eine Pflegeperson, die gerade Medikamente heraussucht, zu einem Patienten gerufen wird und ihre Arbeit unterbrechen muß, was die Gefahr von Verwechslungen erhöht.

Komplexe Aufgaben sind auch die Vorbereitung für diagnostische und operative Eingriffe. Daneben gibt es aber noch eine andere Art von Kompetenz, in der Schwestern und Pfleger gefordert werden: die interpersonelle, allgemein menschliche Kompetenz. Eine solche Kompetenz kann im Laufe eines Berufslebens in der Praxis erworben werden, systematisch wird sie noch nicht oder erst in Ansätzen gelehrt; das gilt auch für Mediziner. Ein Beitrag zum Erwerb einer solchen Kompetenz soll ja auch dieses Buch sein.

Es gibt nicht nur eine Angst, das Falsche zu tun sondern auch eine Angst, das Falsche zu sagen, und diese Angst wird meist um so größer sein, je geringer die interpersonelle Kompetenz ist; vorausgesetzt natürlich, daß dieser Mangel überhaupt erkannt wird. Die Angst hemmt wieder die Kompetenz, zumindest vorübergehend. Sie kann aber auch einen Lernanreiz darstellen.

Je höher jemand in der medizinischen Hierarchie aufsteigt, desto mehr muß er entscheiden und desto häufiger trägt er für das, was mit den Patienten geschieht, die Endverantwortung. Hier geht es nicht nur darum, ob man etwas kann, sondern auch darum, ob man unter den Dingen, die man kann, das Richtige auswählt.

Manchmal stellt sich auch die Frage ob man etwas tun soll, was man kann, was aber weniger wirksam und angebracht ist oder etwas, das wirksamer ist, das man aber noch nicht so gut kann. Ein Beispiel wäre die Entscheidung zwischen einer traditionellen oder einer endoskopischen Operation. Ein Chef oder Oberarzt entscheidet auch, ob ein bestimmter Eingriff von einem erfahrenen Operateur durchgeführt werden muß oder ob ihn jemand unter Aufsicht machen kann, der ihn erst lernen soll.

Entsprechendes gibt es auch im Pflegebereich: Dort stellt sich die Frage, welcher Pflegekraft man eine Station anvertrauen kann. Wegen der Personalknappheit geht es dann allerdings seltener als im ärztlichen Bereich darum, daß Erfahrenere sich zurückhalten, um die jüngeren ranzulassen. Es wird schon eher einmal eine junge Pflegeperson mit einer schwierigen Aufgabe belastet, um ältere und erfahrene Pflegepersonen zu entlasten.

Werden neue Verantwortungsbereiche übernommen, ist das bei den meisten Menschen mit Angst verbunden, der Aufgabe nicht gewachsen zu sein; auch wenn die Aufgabe angestrebt wurde.

Bei Ärzten gibt es einen großen Unterschied zwischen Tag- und Nachtdienst. Im Tagdienst kann man leicht andere fragen; nicht nur Vorgesetzte sondern auch gleichgeordnete Kolleginnen und Kollegen. Im Nachtdienst befindet sich auf jeder Verantwortungsebene meist nur eine Person im Krankenhaus, zum Beispiel ein Arzt im Praktikum und ein Stationsarzt. Die Oberärzte machen oft nur Rufbereitschaftsdienst. Auch ein Oberarzt wird sich im Nachtdienst selten mit anderen auf der gleichen hierarchischen Ebene beraten können.

Alle, die Nachtdienst tun, sind also mehr als im Tagdienst auf sich selbst angewiesen. Menschen, die immer jemanden brauchen, der hinter oder über ihnen steht und aufpaßt, daß sie nichts falsch machen; das sind oft Menschen mit einem sogenannten phobischen Charakter, also mit einer Dispostion zu Angstreaktionen und Angstkrankheiten, haben im Nachtdienst oft sehr große Angst, während sie im Tagdienst die gleichen Verrichtungen wie im Nachtdienst relativ angstfrei tun und auch Entscheidungen relativ angstfrei treffen können. Es besteht ja immer die Möglichkeit, daß sie andere fragen.

Im Notarztwagen ist der Arzt meist allein; selbst wenn er sich über Funk Rat holen könnte, hat er in akuten Fällen meist nicht die Zeit dazu.

Insgesamt kann man sagen: Eine realistische Einschätzung des eigenen Könnens steigert die Kompetenz. Die Angst wird vermindert, wenn man sich vorher unterschätzt hat. Hat man sich vorher überschätzt, motiviert einen das, sich Rat und Hilfe zu holen.

Abschiede

Der Abschied von Patienten

Schwestern und Pfleger, Ärztinnen und Ärzte sind in ihrem Arbeitsalltag öfter als andere mit Abschieden konfrontiert.

Als Abschied bezeichne ich hier die Trennung von einem Menschen, zu dem man eine gefühlsmäßige Beziehung hat.

Die meisten Angehörigen helfender Berufe haben Interesse an Menschen, Menschen sind ihnen wichtig. Sie neigen dazu, gefühlsmäßige Beziehungen mit Menschen einzugehen. Viele Angehörige der helfenden Berufe können Abschiede schlecht aushalten. Das ergibt sich unmittelbar daraus, daß Menschen ihnen sehr wichtig sind.

Wer Abschiede ***besonders*** schlecht aushalten kann, wird sich vielleicht vor einer gefühlsmäßigen Beziehung fürchten, von der feststeht, daß sie bald in einer Trennung enden wird. Um sich vor schmerzlichen Abschieden zu schützen, wird er sich dann ungern auf Patienten gefühlsmäßig einlassen. Das kann zu einer Versachlichung der Beziehungen zu Patienten führen.

Hier haben wir es mit einem der grundsätzlichen Probleme der ärztlichen und der pflegerischen Berufe zu tun: zu wenig Interesse an Menschen macht den Beruf uninteressant, eine Neigung, mit Patienten starke gefühlsmäßige Bindungen einzugehen, kann die Eignung für diesen Beruf in Frage stellen, weil sich der Betreffende nicht vor einem starken gefühlsmäßigen Engagement schützen kann, das die Häufung von Abschieden, denen eine Ärztin oder ein Arzt, eine Schwester oder ein Pfleger ausgesetzt sind, unerträglich machen könnte.

Abschiede von Lebenden erträgt man im allgemeinen leichter als Abschiede von Toten. Beim Abschied von Lebenden kann man sich immer noch vorstellen, daß es zu einem Wiedersehen kommen wird. Stirbt ein Mensch, zu dem man eine gefühlsmäßige Beziehung hatte, ist diese Vorstellung nur denen möglich, die an ein Weiterleben nach dem Tode glauben.

Es gibt auch Abschiede, die Freude machen. Entläßt eine Ärztin oder ein Arzt, eine Schwester oder ein Pfleger eine Patientin oder einen Patienten in ein gesundes Leben und haben die Ärztin oder der Arzt, die Schwester oder der Pfleger zur Gesundung beigetragen, ähnelt der Abschied dem Abschied von einem Kind, das man wohlvorbereitet ins erwachsene Leben entläßt. Das kann auch beglückend sein, nicht nur wehmütig. Ist nur eine Besserung erreicht worden, keine Heilung, treten nicht selten Gefühle der Unzufriedenheit auf. Es können auch Zweifel darüber auftreten, ob man sich genug engagiert hat. Diese Zweifel sind noch stärker, wenn die Bemühungen der Beteiligten keinen erkennbaren Heilungserfolg bewirken konnten. Dabei wird oft außer acht gelassen, daß sich der Zustand des Patienten ohne Therapie und Pflege vielleicht verschlechtert hätte oder daß der Einsatz des medizinischen Personals der Patientin oder dem Patienten eine Erfahrung von Mitmenschlichkeit vermitteln konnte, die das Leiden der Patientin oder des Patienten vielleicht sehr wesentlich lindern oder es zu einem Teil aufwiegen konnte.

Insgesamt kann man sagen: Die Fähigkeit, sich in Beziehungen zu engagieren, macht Abschiede bedeutsamer und erschwert dadurch das Abschiednehmen. Das ist eine der Tatsachen des ärztlichen und des pflegerischen Berufs, die man nicht wegdiskutieren kann; ein Faktum, das zu verharmlosen schädlich wäre. Abschiede werfen oft auch Fragen der Bilanz des eigenen Tuns auf, mit denen man sich konfrontieren sollte, ohne in unfruchtbares Grübeln zu verfallen.

Intensivmedizin und Ethik

Die Möglichkeiten der modernen Medizin, das Leben sehr alter und sehr kranker Menschen zu verlängern, haben ethische Probleme aufgeworfen, mit denen sich jeder nachdenkende Arzt konfrontiert sieht, denen sich aber auch Schwestern und Pfleger in ihrer Funktion als Helfer des Arztes nicht entziehen können, die seine Entscheidungen wenn nicht mitzutragen, so doch auszuführen haben.

Das Problem ist kurzgefaßt dieses:
Im Prinzip ist ein jeder Arzt verpflichtet, alles zu tun, um Leben zu verlängern. Ist ein Patient nicht in der Lage, selbst zu entscheiden, welche medizinischen Maßnahmen noch Anwendung finden sollen, tut der Arzt in der Regel das Maximum: Das ist für ihn der leichteste Weg.

Im Abschnitt über: Apparatemedizin gegen psychologische Medizin? bin ich darauf eingegangen, daß ein Patient, der bei Bewußtsein und zurechnungsfähig ist, medizinische Maßnahmen ablehnen kann; jedenfalls für sich. Etwas anderes ist, wenn Maßnahmen zur Rettung eines Kindes aus religiösen Gründen unterbleiben sollen, zum Beispiel Bluttransfusionen.

Auch die Wünsche der Angehörigen, die ja nicht nur im Interesse des Kranken argumentieren, sondern die selbst durch ein lang hingezogenes Krankenlager des Patienten schwer belastet sind, kann der Arzt nicht immer als Richtschnur anerkennen. An mehreren Stellen dieses Buches habe ich auch darauf hingewiesen, daß es sehr schwer ist, sich in einen anderen Menschen hineinzuversetzen, und daß es nicht genügt, zu überlegen, wie man selbst an der Stelle des anderen entscheiden würde.

Die Entscheidungskraft und die Ergebnisse von Entscheidungen können durch psychische, nicht immer leicht erkennbare Erkrankungen, besonders durch eine Depression, beeinflußt sein.

So kann ein Mensch den Tod wünschen und deshalb medizinische Maßnahmen ablehnen, dessen Leben diese Maßnahmen verlängern würde, ohne die Lebensqualität ihrerseits einzuschränken. Ein Depressiver, dem das Leben eine Qual ist, wird eine zum Tode führende Krankheit vielleicht herbeisehnen und begrüßen, wenn sie eingetreten ist. Eine Depression kann Entscheidungen über medizinische Maßnahmen ***überwiegend*** beeinflussen.

Es ist auch sehr schwer, sich vorzustellen, was drei Monate oder ein halbes Jahr mehr Leben für den bedeuten, der sonst drei Monate oder ein halbes Jahr früher sterben würde.

Eine weitere Schwierigkeit ergibt sich daraus, daß kein Krankheitsverlauf in allen Einzelheiten vorhersehbar ist. Der menschliche Organismus und die menschliche Psyche, die den Organismus mit beeinflußt, sind viel zu komplex, um sichere Voraussagen, zum Beispiel bezüglich der Dauer eines Krankheitsverlaufes zu gestatten. Auch erfahrene Ärzte erleben da immer wieder Überraschungen.

Dennoch gibt es Fälle, wo zumindest erkennbar ist, daß ein Leben, wie es der Kranke führen muß, für die meisten Menschen nicht lebenswert wäre und nach Einschätzung des Kranken selber für ihn auch nicht lebenswert ist. Sigmund FREUD, der an einem Krebsleiden starb, bat seinen Hausarzt zuletzt, ihm eine Morphiumspritze zu geben, die sein Leiden beenden würde. Da FREUD schon sehr geschwächt und an Analgetika nicht gewöhnt war, weil er bis zuletzt noch wünschte, klar denken zu können, genügte bereits eine geringe Dosis, um den Tod herbeizuführen. Das ist ein berühmtes Beispiel für jene Fälle, wo Arzt und Patient übereinstimmen. Bei Krebspatienten, die im Sterben liegen, wird von vielen Ärzten eine Verkürzung des Lebens, die hohe Gaben von Analgetika mit sich bringen, als eine erwünschte Nebenwirkung in Kauf genommen.

Ist der Patient bewußtlos, leidet er durch das Verlängern seines Lebens nicht, wohl aber oft die Angehörigen, die den Arzt dann vielleicht dazu bringen wollen, die lebenserhaltenden Maßnahmen einzustellen.

Solchen Bitten wird der Arzt in der Regel nicht entsprechen können, da nicht die Angehörigen seine Patienten sind, sondern der Mensch, der nicht selbst für sich entscheiden kann. Als sein Anwalt muß sich der Arzt in der Regel betrachten. Es ist immer wieder vorgekommen, daß Patienten mit einem sogenannten apallischen Syndrom das Bewußtsein nach Jahren wiedererlangten. Bei Patienten übernehmen nichtgeschädigte Nervenzellen die Funktion der abgestorbenen Zellen. Dieser Vorgang erfordert oft lange Zeit. Die Patienten bleiben zwar meist durch Lähmungen und Störungen der Wahrnehmung, zum Beispiel des Sehens, behindert. Es ist aber durchaus möglich, daß manche Patienten ihr Leben lebenswert finden.

> Dem Arzt, der zu entscheiden hat, stellen sich oft große Probleme dadurch, daß das Leben verlängert, Gesundheit aber nicht hergestellt wird.

Das gilt zum Beispiel auch bei extremen Frühgeburten, die mit großem medizinischen Aufwand an manchen medizinischen Zentren am Leben erhalten werden können, dann aber behindert bleiben. Die Behinderungen sind manchmal so groß wie solche, die, wenn sie den Eltern bekannt gewesen wären, zum Wunsch nach einem Schwangerschaftsabbruch geführt hätten. Dennoch soll es nur selten vorkommen, daß Eltern offen den Wunsch äußern, ein behindertes Kind möge getötet werden. Ist das Kind erst einmal auf der Welt, nehmen die Eltern meist große Belastungen und Entbehrungen auf sich, um ihm das Leben zu erleichtern. Das gilt nicht nur für Behinderungen bei Frühgeburten, sondern auch bei anderen Störungen der Entwicklung, zum Beispiel beim sogenannten Down-Syndrom. Es ist dann Aufgabe der Ärzte darauf hinzuwirken, daß die gesunden Kinder nicht in schädigender Weise zu kurz kommen.

Die meisten Ärzte lehnen es klar ab, Menschen zu töten, die bei Bewußtsein sind und nicht leiden. Das gilt für sehr viele chronisch Geisteskranke, und da es besonders schwer ist, sich in einen chronisch Geisteskranken hineinzuversetzen, werden die meisten Ärzte gegen eine Tötung (Euthanasie) von Geisteskranken sein, auch wenn sie zum Beispiel dafür sind, daß das Leben eines schwer Krebskranken durch Analgetikagaben abgekürzt wird. Man ist deshalb auch einhellig der Meinung, daß die Tötungen Geisteskranker während des sogenannten Dritten Reiches nicht gerechtfertigt werden können.

Das Pflegepersonal, das über die Fortführung oder Unterlassung ärztlicher Maßnahmen oder zum Beispiel auch über die Gabe von Analgetika in der Regel nicht bestimmen kann, setzt die verantwortlichen Ärzte dennoch manchmal unter Druck; auch deshalb, weil die Pflege schwerkranker, leidender Menschen ja nicht nur durch die damit verbundene Arbeit, sondern auch emotional sehr belastend ist. Manche Schwestern und Pfleger fühlen sich dann gleichsam in der Situation von Angehörigen.

Im Umgang mit Schwestern und Pflegern, die einen Arzt bedrängen, dem Leben eines Patienten durch das Unterlassen ärztlicher Maßnahmen oder durch hochdosierte Analgetika ein Ende zu setzen, wird der Arzt widerstehen müssen; eben gerade deshalb, weil solcherart schwer belastete Schwestern und Pfleger die Situation des Kranken infolge der Belastung schwer objektiv einschätzen können. Gleichzeitig sollte der Arzt aber zu erkennen geben, daß er die Belastung des Pflegepersonals sieht. Schwestern und Pfleger fühlen sich sonst dem Schwerkranken gegenüber alleingelassen. Das muß nicht zu Tötungen von Patienten durch Schwestern oder Pfleger führen, wie das in Einzelfällen vorgekommen ist. Auf jeden Fall leidet aber die Zuwendung des Pflegepersonals zum Kranken und damit auch die Qualität der Pflege.

Besondere Probleme ergeben sich bei der Transplantationsmedizin, wo hirntote, sonst aber lebendige Menschen gepflegt werden müssen. „Tot“ wird hier anders definiert als sonst. Bei einem „normalen“ Toten schlägt das Herz nicht, der Mensch atmet nicht und als Folge davon sterben die Zellen des gesamten Körpers ab. Beim Transplantationsspender werden Kreislauf und Atmung mit maschineller Unterstützung aufrecht erhalten, so daß die Gewebe des Körpers nicht absterben. Auch das Gehirn wurde zwar durch Sauerstoffmangel so weit geschädigt, daß es seine Funktion eingestellt hat. Es zersetzt sich aber nicht so wie bei einem Menschen, der im üblichen Sinne tot ist.

Die Vorstellung „Tote zu pflegen“ ist dennoch für viele Menschen sehr belastend. Das gilt nicht nur für das Pflegepersonal, sondern natürlich auch und besonders auch für die Angehörigen. Der Umgang mit den Angehörigen eines Spenders, die wissen, daß die Patientin oder der Patient nicht mehr aufwachen wird und dennoch in vielen Lebensfunktionen noch „am Leben ist“, bringt besondere Schwierigkeiten. Man hat es hier mit einer Situation zu tun, wie sie sonst im ärztlichen und pflegerischen Bereich nicht vorkommt. Das erfordert besondere Maßnahmen auch im Sinne einer Stützung des beteiligten medizinischen Personals, am besten in Form einer regelmäßigen Team-Supervision. Zwar hat das Übertragen lebenserhaltender Zellen in Form von Bluttransfusionen eine lange Tradition, doch wird Blut in der Regel von Lebenden entnommen, die gerade darauf untersucht werden, daß sie gesund sind, und die nach der Blutspende wieder nach Hause gehen.

Insgesamt kann man sagen: Die zunehmenden therapeutischen Möglichkeiten der Medizin werfen ethische Fragen auf, mit denen sich die Angehörigen des medizinischen Personals auseinandersetzen müssen. Während ethische Probleme früher vorwiegend im Zusammenhang mit der Frage diskutiert wurden, ob man das Leben eines Patienten verkürzen solle oder dürfe, treten mit den zunehmenden Möglichkeiten der Medizin immer mehr Fragen in den Vordergrund, die damit zusammenhängen, ob man alles medizinisch Mögliche tun soll, um das Leben eines Patienten zu verlängern. Den Einflüssen der Angehörigen sollte mit Einfühlung, aber auch mit Festigkeit begegnet werden. Manchmal kann es notwendig sein, sich vorzustellen, was ein bewußtloser Patient selbst entscheiden würde. Hier wie überall ist es wichtig, sich klarzumachen, daß ein Unterschied bestehen kann zwischen dem, was der Patient und was man selbst in der Lage des Patienten wollen würde.

Der Umgang mit Angehörigen beim Tod eines Patienten

In diesem Buch wird allgemein der Standpunkt vertreten, daß Ärzte und Pflegepersonen auf die individuellen Bedürfnisse des Patienten eingehen sollen, soweit ihnen das möglich ist. Andererseits hilft es aber, wenn für belastende Situationen bestimmte Rituale vorgesehen sind.

Ohne solche Rituale sind viele Menschen in zwischenmenschlich belastenden Situationen ohne ausreichende Orientierung. Folgen sie einem Ritual, können sie ihr Verhalten innerhalb dieses Rituals immer noch in Grenzen variieren. Das zeigt sich besonders im Umgang mit den Angehörigen, wenn ein Patient gestorben ist. Theologen führen bei Trauerfeiern und Beerdigungen bestimmte Rituale aus, gehen aber auch auf den Toten als Individuum und die Angehörigen ein, soweit es die Informationen gestatten, die ihnen zur Verfügung stehen. Eine Trauerfeier und eine Beerdigung sind Abschiedsrituale. Wenn Angehörige einen Toten noch einmal sehen, erleichtert das den Abschied. Das wird fast überall gestattet. Ist der Tote zum Beispiel nach einem Unfall schwer verstümmelt, muß individuell entschieden werden. Oft ist es aber möglich, den Toten so herzurichten, daß die Angehörigen bei seinem Anblick nicht allzu sehr erschrecken.

Natürlich macht es einen großen Unterschied, ob der Tod eines Angehörigen erwartet wurde oder überraschend eingetreten ist. Wenn der Patient schon sterbend ins Krankenhaus gebracht wurde, zum Beispiel nach einem Unfall, fragen die Angehörigen meist, ob alles getan worden ist, um ihn zu retten. Sie hatten dann aber oft noch Stunden Zeit, um sich darauf vorzubereiten, daß ihr Angehöriger sterben könnte. Viel schwieriger ist die Situation, wenn der Tote ganz unerwartet verstorben ist, zum Beispiel durch einen Narkosezwischenfall bei einem kleinen chirurgischen Eingriff. Hier ist es sicher zweckmäßig, daß der mit dem Patienten spricht, der die Narkose ausgeführt hat. Er übernimmt durch das Gespräch mit den Angehörigen nicht nur die Verantwortung, sondern kann auch am besten Auskunft geben.

Ebenso wie der Patient selbst, können die Angehörigen Auskünfte über die Risiken einer Behandlung verschieden aufnehmen, je nachdem, ob sie geneigt sind, die Gefahr zu überschätzen oder zu unterschätzen. Hinweise auf Risiken können so „überhört" werden oder im Gegenteil zu einer großen Beunruhigung führen.

Wurden solche Hinweise „überhört", kann der Tod des Patienten für den Angehörigen so überraschend kommen, als hätte es keinen Hinweis auf die Risiken gegeben. Wenn der Aufklärende den Eindruck hat, Teile dessen, was er sagte, seien nicht angekommen, sollte das im Gespräch schonend geklärt werden.

Manche aufklärenden Ärztinnen und Ärzte gehen aus Bequemlichkeit oder weil sie die Belastung des Angehörigen mitempfinden würden und sich davor schützen möchten, über ein offensichtliches nicht Hinhören oder falsch Verstehen hinweg. Das kann sich später rächen. Sicher muß man den Angehörigen bis zu einem gewissen Grade auch mitbestimmen lassen, was er aufnimmt. Aufklärung sollte nicht aufgedrängt werden. Der Nutzen, den ein besonders schonendes Vorgehen haben kann, ist aber gegen mögliche spätere Schäden abzuwägen.

Auf solche Gespräche kann man sich nicht „technisch" vorbereiten. Rollenspiele oder ähnliche Hilfsmittel helfen nur begrenzt weiter. Es macht jedenfalls einen Sinn zu überlegen, welche Situationen eintreten können, wie man sich grundsätzlich verhalten soll und welche Auswirkungen das eigene Verhalten voraussichtlich haben wird.

Weiter oben bin ich auf den Nutzen von Ritualen eingegangen. Das Befolgen von Ritualen meint nicht die Benutzung angelernter Floskeln, die nicht zur eigenen Persönlichkeit passen.

Es kann zum Beispiel aber einen Sinn haben, den Kontakt der Angehörigen mit dem toten Angehörigen zu ritualisieren.

Zum Ritual kann gehören, daß man die Angehörigen mit dem Toten eine Zeitlang allein läßt, ihnen danach aber zu Auskünften zur Verfügung steht.

Es ist dann wichtig, ob die Auskünfte in Gegenwart des Toten oder in einem Zimmer gegeben werden, wo man mit den Angehörigen ungestört sprechen kann. Viele Angehörige können noch nicht fassen, daß der Tote wirklich tot ist und haben den Eindruck, er hört mit, er könne durch das, was besprochen wird, belastet werden. Steht ein Raum für ungestörte Gespräche mit den Angehörigen auf der Station nicht zur Verfügung, sollte er, wenn irgend möglich, durch Umräumen geschaffen werden. Muß das Gespräch mit den Angehörigen in dem Raum stattfinden, wo der Tote liegt, sollte er vorher zugedeckt werden um anzudeuten, daß es jetzt um etwas anderes geht als um den Abschied.

Oft fehlt es an Zeit für Gespräche, in denen die emotionalen Belastungen des Umgangs mit Angehörigen in schwierigen Situationen besprochen und so ein Stück weit verarbeitet werden können. Zeit für solche Gespräche zu schaffen, sollten der Chefarzt eines Krankenhauses und die Pflegedienstleitung anstreben. An vielen psychiatrischen Kliniken sind solche Gespräche bereits eingeplant. Daß sie aber auch beim Umgang mit körperlich Kranken und deren Angehörigen nützlich wären, wird noch nicht überall anerkannt.

Insgesamt kann man sagen, daß der Umgang mit Angehörigen eines verstorbenen Patienten zu den schwierigsten Aufgaben gehört. Über die psychischen Belastungen, die diese Aufgabe mit sich bringt, sollte man Gelegenheit haben, zu sprechen. Rituale können helfen.

Das Miteinander im Team

Das Team: unterstützend oder behindernd?

Wenn Menschen in einem Krankenhaus zusammenarbeiten, spricht man gern davon, daß sie ein Team bilden. Mit dieser Bezeichnung verknüpfen die meisten die Hoffnung, Menschen, die miteinander an einer Aufgabe arbeiten, würden sich gegenseitig unterstützen. („Wir sind ein Team“). Oft ist das der Fall, aber nicht immer. Auch wenn das Team sich im großen und ganzen gegenseitig unterstützt und eine sinnvolle Arbeitsteilung vornimmt, kann der einzelne doch den Eindruck haben, er sei nicht erwünscht, nicht angesehen, man sei ihn am liebsten wieder los.

Das kann mit Persönlichkeitseigenschaften dieses einzelnen zusammenhängen. Es gibt Menschen, die überall fremd bleiben, überall ein Fremdkörper sind und andere gegen sich aufbringen.

Andererseits dienen einzelne Teammitglieder, vor allem dann, wenn sie neu auf eine Station kommen und ihnen gegenüber keine Solidarität empfunden wird, wie sie aus längerem Umgang miteinander entstehen kann, oft als Sündenböcke für das, was schlecht läuft. Die übrigen Teammitglieder können sich dann gegen die Neue oder den Neuen zusammenrotten; ein Vorgang, den man als „Mobbing“ bezeichnet.

Am Zustandekommen eines Mobbings kann vorwiegend der Neue beteiligt sein; eben wenn es ihm nicht gelingt, sich an das Team zu adaptieren. Aber auch die bisherigen Teammitglieder können es sein, die aus inneren Bedürfnissen das Mobbing verursachen. Es ist immer leichter, jemanden für Schwierigkeiten im Team verantwortlich zu machen, dem gegenüber man keine

Loyalität empfindet, weil man ihn eben bisher noch nicht gekannt und keine gemeinsame Beziehungsgeschichte mit ihm hat.

Aber auch Teammitglieder, die schon längere Zeit im Team sind, können zu denen werden, die man für das, was schlecht läuft, verantwortlich macht. Gelegentlich kommt es wirklich vor, daß eine bestimmte Person aufgrund von charakterlichen Schwierigkeiten die Teamarbeit stört: Aufgrund von charakterlichen Schwierigkeiten, die sich erst mit der Zeit herausstellen oder aber wenn zum Beispiel jemand, in dessen oder deren privaten Beziehungen sich etwas ändert, nunmehr Forderungen an das Team stellt: bezüglich Verständnis, Schonung, Entlastung; Forderungen, die tatsächlich die Arbeitsabläufe hemmen und die Zusammenarbeit stören. Umgekehrt kann es sein, daß andere Teammitglieder, in deren Leben sich etwas verändert hat, von einem Teammitglied, das dann zum Sündenbock wird, etwas erwarten, was dieses nicht leisten kann. So etwas passiert zum Beispiel bei Umstrukturierungen; wenn neue Arbeitsabläufe erlernt werden sollen, oder die Aufgaben einer Station sich ändern. Auch Veränderungen in den privaten Beziehungen eines einzigen Teammitglieds können, wenn dieses Teammitglied mit einem anderen viel zu tun hat (zum Beispiel eine leitende Stationsschwester mit ihrer Vertreterin), einen Konflikt auslösen, bei dem die übrigen Teammitglieder Partei ergreifen, so daß am Ende ***eine*** Person für die Dinge, die nicht laufen, verantwortlich gemacht wird.

Schließlich kann es einem Teammitglied aus seiner Herkunftsfamilie vertraut sein, sich in einer Sündenbockrolle zu befinden. Das führt unter Umständen dazu, daß sich der betreffende durch sein Verhalten als Sündenbock anbietet, ohne es bewußt zu wollen, zum Beispiel unterlaufen ihm immer wieder kleine Fehler. Das kann dazu führen, daß man immer zuerst an ihn als den Verursacher denkt, wenn etwas schiefgelaufen ist. Nicht jede Schwester und jeder Pfleger, natürlich auch nicht jede Ärztin und jeder Arzt, sind für den Beruf, den sie gewählt haben und für den sie ausgebildet worden sind, wirklich geeignet. Die Berufseignung erweist sich immer erst in der Praxis. Es kann durchaus sein, daß jemand in einem Team deshalb stört, weil er die für seine Arbeit notwendigen Fähigkeiten nicht besitzt; sei dies nun auf Begabungsmangel zurückzuführen oder schlicht auf Faulheit oder auf psychisch bedingte Arbeitshemmungen. Oft herrscht in einem Team aber die Vorstellung, daß jemand, der den „Anspruch erhebt", die Arbeit zu machen, die im Team verlangt wird, dies auch schaffen muß. Das ist aber durchaus nicht immer der Fall.

Im ärztlichen wie im pflegerischen Bereich sind die Anforderungen in verschiedenen Bereichen unterschiedlich. Jemand, der in einem Bereich versagt, kann in einem anderen Bereich durchaus kompetent sein. Allerdings gibt es auch einen grundsätzlichen Mangel an Eignung, der eben während der Ausbildung nicht deutlich wurde, sondern erst während der selbständigeren praktischen Tätigkeit deutlich wird. Liegt ein solcher Mangel vor, ist es wohl die Aufgabe der Älteren und Erfahreneren, mit der oder dem Betreffenden über die Situation zu sprechen: Wie sie von ihnen eingeschätzt wird und wie der Betreffende sie einschätzt. Den Verantwortlichen kann am Ende auch die Aufgabe zufallen, jemanden aus einem Team zu entfernen: eine Aufgabe, die wenigen Menschen leicht fällt.

Insgesamt kann man sagen: Teamarbeit ist notwendig, die Arbeit im Team bringt aber oft Konflikte mit sich, die verstanden werden sollten. Gruppendynamische Vorgänge im Team können die Einschätzung der Kompetenz eines Mitarbeiters, aber auch dessen reale Kompetenz, beeinflussen.

Klagen über Veränderbares und Unveränderbares

Weiter vorne habe ich schon erwähnt: Deborah TANNEN (1993), eine Wissenschaftlerin, die sich mit den verschiedenen Funktionen von Sprache im Alltag beschäftigt hat, weist auf einen Geschlechtsunterschied hin, den sie in den USA beobachtet hat. Frauen werden so erzogen, daß sie über Gefühle leichter sprechen können als Männer. Klagen sie über die unangenehmen Aspekte ihrer Arbeit, heißt das noch nicht, daß derjenige, von dem sie erwarten, daß er zuhört, an der Arbeitssituation etwas ändern kann. Durch das Klagen wollen sie sich entlasten.

Männer, bei denen Klagen nicht zum erwarteten Rollenverhalten gehört, beschränken sich meist darauf, zu überlegen, ob sie an einer Situation etwas ändern können.

Das von Deborah Tannen den Frauen zugeschriebene Verhalten und das von ihr den Männern zugeschriebene Verhalten machen beide einen Sinn. Es macht einen Sinn, sich durch Sprechen über Gefühle von den Gefühlen zu entlasten. Es macht auch einen Sinn, an der Situation, die unangenehme Gefühle erzeugt, etwas zu ändern. Wenn man nur das eine und nicht auch das andere kann, ist das, meine ich, schlecht.

Ich habe den Eindruck, daß die beiden beschriebenen Verhaltensweisen in Deutschland weniger geschlechtsgebunden sind als in den USA. Wie immer das sein mag:

Wer es nicht fertigbringt, sich durch Klagen über eine Belastungssituation zu entlasten oder wem dazu die Gelegenheit nicht gegeben wird, wird unter den Belastungen, über die er nicht sprechen kann, in der Regel mehr leiden, als jemand, der darüber sprechen und sich entlasten kann.

> Wer mit einer Belastungssituation nicht anders umgehen kann als daß er (oder sie) versucht, an den Belastungen etwas zu ändern, hat es dann schwer, wenn sich nichts ändern läßt: Zum Beispiel, wenn der Krankheitsverlauf eines Patienten auch unter bester Behandlung und Pflege einen schlechten Ausgang nimmt.

Umgekehrt ist es eine Voraussetzung für die entlastende Funktion des Klagens, und das gilt für Patienten wie für das Pflegepersonal, daß jemand da ist, der zuhört. An mehreren Stellen in diesem Buch bin ich darauf eingegangen, was Angehörige des Pflegepersonals daran hindern kann, ihren Patienten zuzuhören.

Auch Ärztinnen und Ärzte, Schwestern und Pfleger können das Bedürfnis haben, sich durch Klagen zu entlasten. Mit ihrem

Klagen kommen sie nicht an, wenn derjenige, der zuhört, selbst überlastet ist oder wenn er (oder sie) Normen und Werte vertritt, die einen klaglosen Umgang mit Belastungen als besonders erstrebenswert erklären.

Besonders problematisch ist, wenn der Zuhörende ein Klagen immer als eine Aufforderung versteht, an einer Situation etwas zu ändern. Natürlich hat Klagen oft diese Funktion, aber nicht immer. Manchmal soll es wirklich nur entlasten.

Wer ein solches Klagen als Aufforderung zum Handeln mißversteht, fühlt sich vielleicht überfordert, ohnmächtig, zu unrecht „angeklagt“ und reagiert dann mit einem Gefühl der Hilflosigkeit, das ihn traurig oder gereizt macht. Das gilt, wenn ein Patient klagt, aber auch, wenn eine Ärztin oder ein Arzt, eine Schwester oder ein Pfleger klagt. Die Beurteilung der Situation wird noch dadurch erschwert, daß es Menschen gibt, die wirklich beabsichtigen, den anderen durch ihr Klagen hilflos zu machen. Sie fordern Hilfe und wissen, daß der andere sie nicht geben kann.

In Gegenwart eines Teamsupervisors läßt sich oft deshalb besser klagen, weil der Supervisor auf ablehnende Reaktionen bei den Zuhörenden achtet und das Klagen auch einmal, wenn es ihm nötig erscheint, begrenzt, zum Beispiel, indem er auf die Überlastung der Zuhörer hinweist. Ein Supervisor kann auch dazu verhelfen, daß der Klagende sich die Entlastung vom Geklagten durch Darüber-Sprechen zunutze macht. Wer sich durch Klagen von einer unerträglichen Belastung befreit, setzt in sich selbst Kräfte frei, die es ihm vielleicht doch noch ermöglichen werden, an der Situation, die beklagt wird, etwas zu ändern.

Sehr problematisch wird das Klagen dann, wenn es zu der Einschätzung führen soll, daß an dem Geklagten absolut und unter allen Umständen nichts zu ändern ist. Dieses in die Resignation treibende Klagen kann der psychologisch Geschulte in der Regel von einem Klagen, das auf Änderung oder Entlastung, oder aber auf Hilflosmachen abzielt, in der Regel unterscheiden, und er kann einem Team vermitteln, worin die Unterschiede bestehen und wie sie sich auswirken.

Klagen allein führt jedenfalls nicht zu einer Veränderung. In diesen Zusammenhängen fällt mir immer ein Witz ein, den ich in der Sowjetunion zur Zeit von Gorbatschow gehört habe:

Stalin, Breschnew (der Staatslenker der Sowjetunion zur Zeit der Stagnation) und Gorbatschow fahren in einem Eisenbahnwaggon. Der Zug bleibt stehen. Der Zugführer kommt ins Abteil gestürzt und ruft: „Es sind keine Schienen da." Darauf Stalin: „Alle Bauern aus den umgebenden Dörfern erschießen." Breschnew schlägt vor, man solle die Vorhänge zuziehen und mit dem Oberkörper pendelnde Bewegungen ausführen. Dann hätte man den Eindruck, man führe. Gorbatschow aber schlägt vor: „Laufen wir alle heraus vor die Lokomotive und rufen wir: Keine Schienen da, keine Schienen da" (*Glasnost*).

Alle 3 Vorschläge hätten, wenn sie durchgeführt worden wären, wohl kaum bewirkt, daß die Reise weitergegangen wäre. Dennoch gibt es in einem solchen Falle sicher Möglichkeiten, wie man weiterkommen könnte. Zum Beispiel könnte man zurückfahren und auf ein anderes Transportmittel umsteigen (Perestroika).

> Insgesamt kann man sagen, daß Klagen eine psychohygienische Funktion hat, sich aber ungünstig auswirkt, wenn die Aktivität sich im Klagen erschöpft und Möglichkeiten zur Veränderung nicht gesehen werden.

Die Teammitglieder untereinander und die Patienten

Im Krankenhaus tritt eine Ärztin oder ein Arzt, eine Schwester oder ein Pfleger dem einzelnen Patienten öfters allein, nie aber wirklich isoliert gegenüber. Die Patienten nehmen wahr, daß das medizinische Personal in einem hierarchischen, durch die Unterschiede der Funktionen bestimmten Verhältnis zueinander steht; daß die Stationsschwester mehr zu sagen hat als die Zweitschwester, der Stationsarzt andere Dinge tut als der Oberarzt, daß außer bei einer Routine-Übergabe meist der in der Hierarchie höher steht, dem berichtet wird, zum Beispiel bei einer Visite.

Weil niemand vom medizinischen Personal wirklich vom anderen medizinischen Personal isoliert ist (am ehesten könnte man das vielleicht noch von Krankengymnastinnen und medizinisch technischen Assistentinnen sagen), ist auch das Verhalten eines jeden einzelnen durch andere mitbestimmt.

Es ist klar, daß sich Konflikte im Team auf die Art und Weise auswirken können, wie jemand dem Patienten gegenübertritt; umgekehrt kann sich das medizinische Personal gegenseitig stützen, wenn die unvermeidlich immer wieder auftretenden Konflikte gut bewältigt werden.

Solche Konflikte gibt es, solange jemand in einem Krankenhaus arbeitet. Sie gibt es in anderer Form auch in den freien Praxen, nur daß die kooperierenden Ärzte meist nicht im gleichen Haus arbeiten, wenn es sich nicht um Gemeinschaftspraxen oder Praxisgemeinschaften handelt.

Die Patienten und die Klinikleitung wünschen sich natürlich, daß das medizinische Personal seine Kräfte in die Arbeit am Patienten steckt und sie nicht in irgendwelchen Konflikten vergeudet. Manche Patienten leugnen Konflikte, die sie mitbekommen, vor allem auf einer höheren hierarchischen Ebene, zum Beispiel unter den Oberärzten oder Abteilungsärzten. Andere sind begierig danach, etwas darüber zu erfahren. Ihre Neugier ist größer als die Beunruhigung.

Konflikte sind schon deshalb unvermeidlich, weil es überall dort, wo Menschen zusammenarbeiten, in der Verteilung der Aufgaben Interessenkonflikte gibt.

Zwischen den Interessenkonflikten und Konflikten, die mehr aus einer inneren Disposition kommen, zum Beispiel Statuskonflikte, gibt es noch Konflikte, die ihren Ursprung nicht unmittelbar in den Personen haben, die gegenwärtig miteinander umgehen, sondern bei denen Vergangenes reinszeniert wird: meist Erfahrungen aus der Ursprungsfamilie. Die anderen Menschen werden nach dem Modell einer Person der Ursprungsfamilie gesehen und man geht mit ihnen so um, als ob sie in allem den Personen aus der Ursprungsfamilie glichen und nicht nur in manchen Aspekten.

Insgesamt kann man sagen: Die Unterscheidung zwischen realen Interessenkonflikten, Konflikten aus einer inneren Disposition der Konfliktpartner und Konflikten infolge einer Reinszenierung früherer Konflikte kann nützlich sein, etwa im Rahmen einer Teamsupervision. Dabei ist auch die konfliktgenerierende Wirkung fehlerhafter Organisationsstrukturen zu beachten.

Ärztinnen und Ärzte, Schwestern und Pfleger

Seit dem 2. Weltkrieg hat der Anteil an Frauen, die als Ärztinnen arbeiten, erheblich zugenommen. Das gilt auch für die operativen Fächer.

Frauen werden nicht mehr nur Kinderärztinnen, Praktische Ärztinnen, Internistinnen und Hautärztinnen. Allerdings wandern die meisten Frauen aus den operativen Fächern in die Praxis ab. Frauen als Leiterinnen operativer Krankenhausabteilungen sind in Deutschland immer noch eine Rarität. Seit die Stellen wieder knapper geworden sind, haben Frauen, die häufiger wegen einer Schwangerschaft „ausfallen“, zunehmend Schwierigkeiten, Assistentenstellen an Krankenhäusern zu finden. Wenn ein Krankenhaus genug Stellen hat, legen die Chefärzte meist Wert darauf, auch Frauen auf Arztstellen zu beschäftigen: nicht nur, weil es im Gegenwartstrend liegt, dem die Chefärzte sich anpassen, sondern auch, weil sie meinen, daß die Anwesenheit von Ärztinnen das Betriebsklima verbessert.

Wahrscheinlich sind Frauen auf ärztlichen Stellen mit Endverantwortung auch deshalb selten, weil sie solche Stellen weniger häufig anstreben als Männer. Die Ursachen, die dafür verantwortlich gemacht werden, sind vielfältig; vom Testosteronspiegel angefangen über kulturelle Einflüsse auf die Struktur der weiblichen Rolle bis hin zu der Schwierigkeit, die Interessen an der eigenen Familie und die Karriereinteressen unter einen Hut zu bringen.

Während sich die Tätigkeit der Pfleger früher auf die Psychiatrie und die operativen Fächer konzentrierte und Pfleger in anderen Bereichen relativ selten waren, gibt es Pfleger heute in fast allen Bereichen.

Das Bild des Pflegers in der Öffentlichkeit wird heute vielfach noch vom Psychiatriepfleger und vom Pfleger im Operationssaal bestimmt. Dafür sind sicher auch die Medien verantwortlich zu machen. In Filmen oder Filmserien aus dem Krankenhausmilieu kommen Pfleger kaum vor, außer eben im Bereich der Psychiatrie. Das hängt nicht nur damit zusammen, daß Pflegen heute vielfach noch als etwas angesehen wird, das Frauen am besten können und für das sie sich am meisten interessieren. Wahrscheinlich hängt es auch damit zusammen, daß es dramaturgisch günstiger ist, eine bestimmte Rolle und ein bestimmtes Geschlecht miteinander zu verbinden: die Rolle des Arztes und die Rolle der Schwester. Ärztinnen haben dramaturgisch meist die Rolle von Partnerinnen des Chefarztes.

Der Status der Pfleger ist unklar. Den Ärztinnen und Ärzten sind sie nachgeordnet, den Schwestern gleichgeordnet. Daß Schwestern den Ärzten und auch den Ärztinnen nachgeordnet sind, wird auch heute noch als „natürlicher" erlebt, als daß die Pfleger den Ärztinnen nachgeordnet sind.

Insgesamt werden Pfleger in ihrer Rolle heute mehr akzeptiert als noch vor zwanzig oder dreißig Jahren. Das hängt mit dem gesamtgesellschaftlichen Klima zusammen, zum Beispiel wohl auch damit, daß Männer sich heute an der Betreuung eigener Kinder mehr beteiligen als früher und sich um die Kinder auch mehr als früher kümmern, wenn sie krank sind. Daß Männer pflegerische Aufgaben übernehmen, scheint von daher natürlicher. Die Veränderungen im Umgang mit den Kindern dehnen sich gleichsam auf den pflegerischen Umgang mit Erwachsenen aus.

Insgesamt kann man sagen, daß mit Geschlechtsunterschieden zusammenhängende Statusunterschiede abgenommen haben, aber immer noch eine Rolle spielen; es wäre dysfunktional, das zu leugnen.

Wie wirkt das medizinische und Pflegepersonal auf die Patienten?

Als ich in den Vereinigten Staaten nach einem Sportunfall im Krankenhaus lag, fiel mir auf, daß die Schwestern Rollen zu spielen schienen; sie verhielten sich wie Schwestern einer Fernsehserie, die gerade lief. Damit erfüllten sie Erwartungen der Patienten. Ihr Verhalten brachten sie mit einem Bild zur Deckung, von dem sie annehmen konnten, daß die Patienten es unter dem Einfluß dieser Fernsehserie hatten.

Eine jede Schwester, ein jeder Pfleger, eine jede Ärztin und ein jeder Arzt machen sich aber auch bei uns Vorstellungen davon, wie sie den Patientinnen und Patienten gegenübertreten sollen. Ist jemand noch nicht lange im Beruf, wirkt er meist unsicherer als ein erfahrener Profi. Er oder sie muß sich in das Verhalten, von dem er oder sie annimmt, daß die Patienten es erwarten oder daß es für die Patienten gut ist, erst hineinfinden und es erlernen. Im Englischen spricht man vom erwünschten professionellen Verhalten des Arztes als „bedside manner", und es wird allgemein für wichtig gehalten, daß ein Arzt eine gute „bedside manner" hat.

Die „bedside manner" muß zur Person und auch zur Konstition passen. Ein langer Dünner kann nicht so wirken wie ein kleiner Dicker. Kleine Dicke wirken meist gemütlicher als lange Dünne. Die können versuchen, gemütlicher zu wirken, es wird ihnen aber nur in Grenzen gelingen.

> Ich würde es für nützlich halten, wenn in der Ausbildung von Medizinern und Krankenpflegepersonal mehr Gebrauch von Videoaufnahmen gemacht würde. Die meisten Menschen sind überrascht, wenn sie sich das erste Mal im Video sehen. Sie meinen, in Wirklichkeit seien sie lebhafter oder ruhiger, sprächen rascher oder langsamer.

Heutzutage haben die meisten Menschen ihre Stimme vom Tonband gehört und waren überrascht. Die eigene Stimme klingt vom Tonband ja ganz anders als im eigenen Kopf. Video hielte ich nicht deshalb für zweckmäßig, weil ich mir wünschte, das medizinische Personal sollte sein Verhalten in Richtung auf ein standardisiertes Verhalten korrigieren. Video könnte aber dazu dienen, das eigene Verhalten zu erkennen und insoweit zu korrigieren, als es den eigenen, ***auch*** durch Vorbilder beeinflußten Vorstellungen von einem erwünschten Verhalten widerspricht.

Die meisten Menschen wissen nicht genau, wie viele oder wie wenige Fremdwörter sie benutzen. Psychotherapeuten, die mit Tonbandaufnahmen arbeiten, wissen darüber meist mehr als der Durchschnitt der auf das Körperliche ausgerichteten Mediziner.

Manchmal macht man sich Illusionen darüber, wie weit es einem gelingt, eigenen Ärger nicht auszudrücken. In einer therapeutischen Situation gelingt es mir im allgemeinen gut, da befinde ich mich im Schutze der therapeutischen Rolle. Ich war aber sehr verblüfft, als ich ein Tonband abhörte, das versehentlich mitlief, während ich mit einem Pharmareferenten sprach, dessen Besuch mich störte und den ich bald wieder lossein wollte, weil ich anderes zu tun hatte. Ich war bemüht, höflich zu bleiben. Auf der Tonbandaufnahme zeigte sich meine Irritation dennoch. Wahrscheinlich hatte (und habe) ich kein stabilisierendes Rollenverhalten im Umgang mit Pharmareferenten erlernt oder es wieder verlernt, was daran liegen mag, daß Psychotherapeuten von Pharmareferenten selten aufgesucht werden.

Es gibt Berufe, in denen man immer freundlich sein muß, weil das zum Berufsbild gehört und von den ***Kunden*** erwartet wird. Das ist zum Beispiel beim Beruf der Stewardess der Fall. Stewardessen empfinden das ständige Lächeln als anstrengend. Auch von Verkäuferinnen und Verkäufern wird im allgemeinen erwartet, daß sie freundlich sind, auch wenn ihnen nicht danach ist. Das gilt für Deutschland und überhaupt den Westen. In der Sowjetunion sah es erheblich anders aus. Dort wirkten die Verkäuferinnen selten freundlich; man hatte den Eindruck, als Kunde zu stören.

Sich freundlich zu geben muß aber nicht immer nur anstrengend sein. Untersuchungen an Menschen, die gelernt hatten, die Muskeln ihres Gesichtes einzeln zu bewegen, so daß am

Ende ein bestimmter Gesichtsausdruck herauskam, zum Beispiel ein Gesichtsausdruck der Freude, der Trauer, des Ekels oder der Wut (nur etwa 20 % der Probanden erlernten das), erlebten die entsprechenden Gefühle.

Offenbar ist die Verbindung von den Gefühlen zur Mimik keine Einbahnstraße. Mimik kann auch Gefühle erzeugen. So kann ein Lächeln bewirken, daß man sich freundlich fühlt. Das funktioniert natürlich nur dann, wenn nicht ein starkes gegensätzliches Gefühl vorhanden ist, zum Beispiel Ärger auf jemanden und man sich zum Lächeln ***zwingen*** muß. Auf einem neutralen Gefühlshintergrund scheint ein Lächeln aber Freundlichkeit erzeugen zu können.

Da die Patienten sich in einem Krankenhaus in Alter und Bildungsgrad stark unterscheiden, kann man nicht von ***einem*** erwünschten Standardverhalten den Patienten gegenüber sprechen. Es sei denn, zu dem Standardverhalten gehöre das sich Einstellen auf den Patienten. Ein unflexibles Standardverhalten wird auf viele Patienten nicht passen.

Vor allem bei älteren Patienten ist zu beobachten, daß ihnen im Umgang mit ihren Mitmenschen gewisse Arten und Weisen, sich zu kleiden oder Schmuck zu tragen, ungewohnt sind und sie verunsichern. Ein Mann mit einem Ohrring, eine Frau mit auffallend viel Schmuck, der klirrt und klappert, wird Menschen irritieren, die es gewohnt sind, daß man bei der Arbeit wenig oder keinen Schmuck trägt. Ein sehr kurzer Minirock kann auch irritieren, weil Patienten ja erwarten, als Patienten behandelt zu werden, die als Partner etwa einer minirocktragenden Ärztin nicht in Frage kommen. Mit dem Minirock drückt die Ärztin für das Erleben der Patienten aus, daß sie sich „für andere anzieht", an den Patienten weniger interessiert ist als an jenen anderen oder daß sie während der Arbeit schon an die Freizeit denkt und sich deshalb bereits entsprechend angezogen hat. Andererseits kann eine attraktiv gekleidete Frau die Lebensgeister von Rekonvaleszenten wecken und stimulieren.

Die Kleidung ist in vielen Bereichen der Medizin standardisiert. Man spricht interessanterweise von Schutzkleidung, also von einer Kleidung, die verhindert, daß der Betreffende oder die Betreffende sich schmutzig macht. Die medizinische oder pflegerische Berufskleidung weist aber auch auf die Berufsrolle hin. Insoweit erleichtert sie den Patienten manches. Zum Beispiel erleichtert sie es dem Patienten, sich bei einer körperlichen Untersuchung auszuziehen, wenn der Untersuchende oder die Untersuchende Berufskleidung trägt, die unterstreicht, daß es sich nicht um eine private Situation handelt.

Auch in psychotherapeutischen Kliniken, wo man auf Schutzkleidung oft verzichtet, weil es ja selten Gelegenheit gibt, sich schmutzig zu machen, ziehen die Ärzte und Ärztinnen in der Regel einen weißen Kittel an, wenn sie jemanden körperlich untersuchen. In Frankreich scheint es üblich zu sein, daß Ärzte in einer Praxis ihre Patienten in Zivilkleidung empfangen. Einen Kittel ziehen sie dann an, wenn das aus der Art ihrer Tätigkeit geboten erscheint. Das scheint auch bei uns immer häufiger so gemacht zu werden.

In psychotherapeutischen und manchen psychiatrischen Kliniken wird auch deshalb auf den Kittel verzichtet, weil „Zivilkleidung“ die Asymmetrie der Beziehung betont und einen Abstand signalisiert, der durch die unterschiedlichen Rollen von Patient und medizinischem Personal bewirkt wird. Asymmetrie ist aber Teil der Rollendefinition in einer jeden medizinischen helfenden Beziehung und sollte nicht zugedeckt werden.

Insgesamt kann man sagen: die wenigsten Menschen wissen genau, wie sie auf andere wirken und warum. Wenn zwei dasselbe sagen, wirkt es nicht immer gleich. Videoaufnahmen, auch kollegiale Hinweise, nach denen Kolleginnen und Kollegen gefragt werden sollen, zu denen eine gute Beziehung besteht, können helfen, das eigene Verhalten besser kennenzulernen und, wo das zweckmäßig ist, zu modifizieren.

Statusprobleme in Hierarchien

Aus Balintgruppen[1] mit Medizinern weiß ich, daß Internatsstudenten mehr Probleme mit den übergeordneten Ärzten und den Pflegern und Schwestern haben als mit den Patienten. Kein Wunder: in der Beziehung zu den Patienten tragen sie wenig Verantwortung. Sie haben ihnen gegenüber zwar ärztliche Anordnungen mit zu vertreten. Wenn die nicht befolgt werden, stellt das aber eher die Autorität der anordnenden Ärzte in Frage als die des Internatsstudenten.

Die Internatsstudenten müssen auch Anordnungen ausführen oder vertreten, die sie selbst nur teilweise verstehen oder, wenn sie sie verstünden, vielleicht anderes getroffen hätten. Das Pflegepersonal kann und weiß vieles mehr als die Internatsstudenten, was es ihm schwer macht, den Internatsstudenten als Übermittler ärztlicher Anordnungen zu akzeptieren; Anordnungen ***treffen*** dürfen die Internatsstudenten sowieso nicht. Internatsstudenten dürfen aber oft schon ärztliche Eingriffe unter Aufsicht durchführen, was die Pfleger und Schwestern nicht dürfen, auch wenn sie dazu in der Lage wären. So enthalten die Rollendefinitionen (wenn man so will, die Arbeitsplatzbeschreibungen) von Internatsstudenten und Angehörigen des Pflegepersonals Konfliktstoff bezüglich des ***Status***. Ähnlicher Konfliktstoff findet sich zwischen dem Pflegepersonal und den Ärzten im Praktikum und auch noch den Stationsärzten; die Oberärzte sind vom Pflegepersonal statusmäßig zu weit entfernt, als daß es Statuskonflikte geben könnte. Allerdings achtet das Pflegepersonal mehr noch als bei den statusmäßig unterhalb der Oberärzte angesiedelten Ärzten darauf, was einer kann, und das zu beurteilen, sind sie meist gut in der Lage. Entsprechend gibt es zwischen den Stationsärzten und den Oberärzten mehr Statusprobleme als in der Beziehung zu den Chefärzten. Alle Konflikte zwischen dem Pflegepersonal und den Ärzten, innerhalb

---

[1] Gruppen, in denen hauptsächlich über Beziehungen zwischen Patienten und Ärzten gesprochen wird, benannt nach ihrem Initiator, dem britisch-ungarischen Psychoanalytiker Michael Balint (s. auch Stucke 1990).

des Pflegepersonals und innerhalb der Ärzteschaft können sich auf die Versorgung der Patienten auswirken. Umgekehrt können sich auch Konflikte zwischen Patienten auf Pflegepersonal und Ärzten auswirken; am häufigsten in psychiatrischen Kliniken, die an Beziehungen arbeiten und in den hierarchischen Strukturen deshalb Freiräume lassen, in denen sich verschiedenartige Beziehungen entfalten können, zum Beispiel in Stationsversammlungen. Diese Freiräume können so groß sein, daß die Beziehungskonflikte überhandnehmen und man mehr Zeit zu ihrer Bearbeitung brauchen würde, als vorhanden ist. Das gilt sowohl für die Freiräume in den Beziehungen zwischen Patienten und dem therapeutischen Personal als auch für die Freiräume in den Binnenbeziehungen des therapeutischen Teams.

Daß ein Internatsstudent oder ein Arzt im Praktikum auf der Station oder im Operationssaal noch nicht viel zu melden hat, verunsichert ihn. Als ich studierte und als ich junger Arzt war, wurden die Studentinnen und Studenten mit „Frau Doktor" oder „Herr Doktor" angeredet. Man verheimlichte den Patienten, daß diese Mediziner noch nicht eigenverantwortlich tätig sein durften mit der Begründung, die Patienten würden verunsichert und würden die jungen Mediziner nichts machen lassen (zum Beispiel Blut abnehmen oder Spritzen geben), wenn sie wüßten, daß sie noch keine voll ausgebildeten Ärzte seien. Man hat die Bereitschaft der Patienten, Lernende zu akzeptieren, damals vielleicht unterschätzt; jedenfalls habe ich den Eindruck, daß das Verhältnis zwischen jungen Medizinern und Patienten natürlicher und entspannter geworden ist, seit der junge Mediziner nicht mehr wie ein Hochstapler auftritt. Nach wie vor halte ich es aber für falsch, wenn übergeordnete Ärzte die nachgeordneten Mediziner in Gegenwart der Patienten in herabsetzender Weise kritisieren. Daß Lernende auch kritisiert werden müssen, wenn sie vom Älteren etwas lernen wollen, ist sicher richtig. Das wissen auch die Patienten. Dennoch ist es einem Patienten ähnlich unangenehm, mithören zu müssen, wie ein junger Mitarbeiter „fertiggemacht" wird, wie ihnen das zum Beispiel als Gast in einem Restaurant oder als Kunde in einem Geschäft unangenehm wäre.

Daß Kritik an Ärzten und natürlich auch an Schwestern in Gegenwart von Patienten sachlich und ruhig erfolgen sollte, am besten erst später, wenn der eigene Affekt den Vorgesetzten nicht mehr daran hindert, sich sachlich und ruhig zu äußern, ist auch ein Gebot der Rücksichtnahme auf die Patienten.

Insgesamt kann man sagen, daß es wegen der verschiedenen Aufgaben und verschiedenen Ausbildungsständen im Krankenhaus eine Hierarchie geben muß. Es ist notwendig, sich mit der eigenen Position in der Hierarchie und den Beziehungen in der Hierarchie auseinanderzusetzen; ein Leugnen von Hierarchie ist ungünstig. Meist stellt es die Beziehungen zu Patientinnen und Patienten auf eine solidere Basis, wenn man ihnen gegenüber aus der eigenen Stellung in der Hierarchie kein Geheimnis macht.

Unterschiede im Kenntnis- und Erfolgsstand

In den meisten Kliniken haben verschiedene Stationen verschiedene Funktionen. In einer inneren Klinik gibt es etwa eine hämatologische Station, eine gastroenterologische Station, eine kardiologische Station, in einer psychiatrischen Klinik gibt es offene und geschlossene Stationen, in einer Frauenklinik gynäkologische und geburtshilfliche Stationen und so weiter.

Um eine umfassende Fachausbildung zu gewährleisten, läßt der Chef einer Klinik seine Assistenten auf mehreren Stationen arbeiten. Das nennt man Rotation. Bilden die einzelnen Fachbereiche innerhalb eines Faches eigene Abteilungen, wie an größeren inneren Kliniken: kardiologische, hämatologische etc. Abteilungen, werden Absprachen zwischen den Abteilungsleitern getroffen, die eine Rotation der Assistenten ermöglichen.

Ein Assistent befindet sich oft nur ein halbes, seltener ein Jahr auf einer Station. Schwestern und Pfleger bleiben im allgemeinen viel länger. Die leitenden Stationsschwestern oder Stationspfleger sind es eigentlich, die Kontinuität auf einer Krankenstation gewährleisten.

Man könnte sie mit den Beamten eines Ministeriums vergleichen, wo die Minister meist auch häufiger wechseln als die Beamten. Wie in einem Ministerium die Beamten, so hat das Pflegepersonal auf einer Station oft viele Fachkenntnisse, die den „Ministern", den Ärzten, abgehen. Andererseits haben die Ärzte bessere theoretische Kenntnisse und sie haben Fertigkeiten in Bereichen erlernt, die den Ärzten vorbehalten sind. Sie haben in vielen Dingen ein Weisungsrecht gegenüber den Schwestern und Pflegern, die aber oft schon länger im Beruf sind und ***ihre*** Aufgaben kompetenter erledigen können als die Ärzte die ärztlichen.

Das Pflegepersonal kann die Arbeit des ärztlichen Personals entweder erleichtern oder erschweren. Viele Handgriffe, die Ärzte erst lernen müssen, beherrschen die Schwestern und Pfleger auch; und vieles, was nur Ärzte tun dürfen, könnten sie leicht erlernen.

Ihre längere Kontaktzeit und der oft geringere soziale Abstand zu den Patienten ermöglichen es den Schwestern und Pflegern, viele Informationen zu gewinnen, die den Ärztinnen und Ärzten nicht direkt zugänglich sind.

Nicht alle diese Informationen wären für ärztliche Entscheidungen relevant, viele wären es aber; besonders in Fächern, wo die Diagnostik überwiegend im Gespräch geschieht, wie zum Beispiel in der Psychiatrie.

Ob wichtige Informationen an die Ärzte gelangen und ob die Ärzte ihre Entscheidungen plausibel machen, hängt unter anderem von der Kommunikationsstruktur zwischen dem ärztlichen und dem pflegerischen Personal ab. Schwestern und Pfleger klagen darüber, daß sie von den Ärzten zu wenig über das erfahren, was die von den Patienten wissen; zum Beispiel, was sie während einer Untersuchung oder während eines diagnostischen Gesprächs im Arztzimmer erfahren haben. Die Ärztinnen und Ärzte klagen darüber, daß das Pflegepersonal ihnen zu wenig berichtet.

Daß Informationen nicht weitergegeben werden, hängt unter anderem auch damit zusammen, daß Ärztinnen und Ärzte auf der einen Seite, Schwestern und Pfleger auf der anderen Seite oft wenig darüber wissen, welche Art von Informationen Angehörige der jeweils anderen Berufsgruppe interessieren würde. Am besten funktioniert die Kommunikation nach wie vor dann, wenn sie institutionalisiert wird; zum Beispiel, wenn eine bestimmte Zeit für den Informationsaustausch festgelegt wird, wie das bei Dienstübergaben der Fall ist.

Will eine Ärztin oder ein Arzt etwas erfahren, muß sie oder er fragen. Entsprechendes gilt für Schwestern und Pfleger, die etwas wissen wollen. Man kann aber schlecht nach etwas fragen, von dem man nicht weiß, daß es existiert. Man kann schlecht etwas spontan mitteilen, wenn man nicht weiß, welche Informationen wichtig sind.

Bei Mitteilungen von Ärzten an Schwestern und Pfleger spielt die unterschiedliche Vorbildung eine Rolle. Interessierte internistische Schwestern und Pfleger wissen oft sehr viel, auch über Medizin, anderen liegt es ferner, über die Dinge nachzulesen. Es kann sein, daß der Arzt bestimmte Fachausdrücke erklären müßte. Manche Schwestern und Pfleger scheuen sich dann aber nachzufragen. Sie wollen ihren geringeren Wissensstand nicht offenbaren. In diesem Zusammenhang sei daran erinnert, daß Schwestern und Pfleger zwar während ihrer theoretischen Ausbildung viel über Dinge lernen, die der Arzt auch lernt, – manche Krankenpflegelehrbücher lesen sich wie Kompendien für Medizinstudenten – daß aber die Ärzte ein Krankenpflegepraktikum machen, während die Schwestern und Pfleger nichts genau Entsprechendes tun: Sie machen kein Praktikum, in dem sie in die Rolle von Ärzten gelangen. Vielleicht ist die Tendenz vieler Schwestern und Pfleger, technische Handgriffe auszuführen, die sonst Sache des Arztes sind, auch daraus zu erklären, daß diese Ungleichheit ausgeglichen werden soll.

Wenige Ärzte fragen die Schwestern nach Grundfragen der Krankenpflege; was sie wissen wollten, haben sie während des Krankenpflegepraktikums kennengelernt und deshalb beschränken sie sich beim Fragen auf das, was konkret einzelne Patienten betrifft. Sie sind nach dem Krankenpflegepraktikum meist kaum noch motiviert, ihre Kenntnisse über die Krankenpflege zu ergänzen, obwohl Stationen mit verschiedener Funktion verschiedene Schwerpunkte in der Krankenpflege haben. Wenn ein Arzt sein Krankenpflegepraktikum in einer inneren Klinik gemacht hat, wird er vieles nicht kennengelernt haben, was in einer chirurgischen Klinik wichtig ist und umgekehrt. Es kann natürlich nicht darum gehen, daß ärztliches und Pflegepersonal das gleiche wissen sollen. Sie sollten aber wissen, was sie voneinander an Nützlichem erfahren könnten.

Allgemein läßt sich sagen, daß Kenntnisse nicht nur mit der Berufsrolle, sondern auch mit der Länge der eigenen Erfahrung zusammenhängen. Eine Schwester kann Dinge wissen, die zur Berufsrolle des Arztes gehören, die dieser aber nicht weiß. Von den allgemeinen Kenntnissen und Erfahrungen ist das Wissen um einzelne Patienten zu unterscheiden. Hier kommt es auf einen Informationsaustausch an, der häufig nicht gut funktioniert. Die Ursachen dafür sollten herausgefunden werden, damit man das ändern kann.

Anordnungen geben und vertreten

Nicht alle pflegerischen oder ärztlichen Anordnungen, die an Patienten gerichtet sind, werden vom Patienten gern ausgeführt. Einfache Anweisungen wie: „Nehmen Sie dreimal täglich eine Tablette nach den Mahlzeiten“, werden von manchen Patienten als gängelnd, einengend, festlegend empfunden.

Auf diese Probleme bin ich in dem Kapitel: „Krankheit und Charakter“ näher eingegangen. Am Charakter eines Menschen läßt sich nur in einer Psychotherapie und dann auch nur über lange Zeit etwas ändern. Im Umgang mit körperlich Kranken kommt es meist darauf an, unter Berücksichtigung der Eigenheiten eines Patienten zu bewirken, daß der das Notwendige tut, also etwa ein Medikament nimmt statt es wegzuwerfen oder in der Nachttischschublade zu sammeln. Eine dieser Einwirkungsmöglichkeiten ist die gründliche Aufklärung über medizinische Maßnahmen. Wenn ein Mensch einen anderen über etwas informieren will, muß er dessen Wissensstand und dessen Fähigkeit berücksichtigen, Dinge, die ihm neu sind, zu begreifen. Eine erfahrene Krankenschwester oder ein erfahrener Krankenpfleger verstehen den Sinn der meisten ärztlichen Anordnungen. Wenn sie etwas nicht verstehen, können sie fragen und verstehen dann meist rasch auf dem Hintergrund ihres Vorwissens. Schwestern und Pfleger haben einen Wissensstand, der sich in vielen Bereichen mit dem Wissen der Ärzte überlappt. Eine interessierte Pflegeperson kann sich schon während ihrer Ausbildung eine Menge medizinischer Kenntnisse aneignen.

Ärzte und Pflegepersonal verständigen sich also auf der Basis des **gemeinsamen Wissens**.

(Andererseits klagen Schwestern und Pfleger immer wieder darüber, daß die Ärzte sich nicht die Zeit nehmen, den Stand der Diagnostik mitzuteilen und kurz zu erläutern).

Man kann einem Patienten keine Vorlesungen halten. Damit er die ärztlichen und pflegerischen Anordnungen im Rahmen des von seinem Charakter, seinem Bildungsstand und seinem Alter her Möglichen versteht und sich dafür entscheidet, sie auszuführen, sollte er aber zumindest wissen, was passiert, wenn er die Verordnung ausführt und was passiert, wenn er sie nicht ausführt.

Patienten, die ihre Krankheit mit der Zeit gut kennenlernen, wie zum Beispiel die meisten Diabetiker, wissen genau, was passiert, wenn sie ärztlichen Anordnungen nicht folgen: Zum Beispiel ihre Diät nicht einhalten, ihr Insulin nicht zuverlässig spritzen oder ihre Tabletten nicht zuverlässig einnehmen. Dennoch kommt es nicht selten vor, daß sie eines dieser Dinge tun. Besonders wenn sie die Diät nicht eingehalten haben, sagen Diabetiker oft, sie hätten „gesündigt“, so als ob sie ein moralisches Gebot übertreten hätten.

Diese Formulierung weist darauf hin, daß der Arzt sich in ihrer Phantasie in einer Art moralischer Elternposition befindet und sie selbst in einer Art Kindposition. Dennoch ist es sinnvoll, an den erwachsenen Patienten zu appellieren und nicht an das Kind in ihm, weil Erwachsene vernünftigen Argumenten zugänglicher sind als Kinder.

Schwerkranke Menschen sind oft regrediert; d.h. daß sie in ihrem Erleben auf eine früheres, meist ein kindliches Stadium zurückgefallen sind. Dann kann es notwendig werden, mit ihnen ein wenig so umzugehen wie mit Kindern, die noch nicht alles verstehen, wenn man es ihnen erläutert; etwa indem man sagt: Sie bekommen jetzt nichts mehr zu trinken, weil das nicht gut für Sie wäre.

In solchen Situationen mit ruhiger Bestimmtheit aufzutreten ist nicht jedem gegeben. Ein bestimmtes Auftreten fällt besonders schwer, wenn man von dem Sinn einer Anordnung nicht überzeugt ist. Das ist vor allem dann der Fall, wenn es um „Strenge“ geht. Es kann ja durchaus vorkommen, daß ein Arzt unsinnig strenge Anordnungen trifft. Es kann aber auch sein, daß die Schwester oder der Pfleger strenger sind als der Arzt, der es zum Beispiel für nicht so wichtig hält, daß ein Patient Bettruhe einhält oder nicht im Zimmer raucht. Lassen sich die Standpunkte durch Diskussion nicht annähern, muß prinzipiell so verfahren werden, wie der Endverantwortliche es für richtig hält. In der Regel wird das der Arzt sein. Die Form, in der die Anweisungen des Arztes dann vermittelt werden und die Form, in der kontrolliert wird, ob das Angeordnete auch geschieht, kann aber durch Meinungsverschiedenheiten zwischen dem Arzt und einem Angehörigen des Pflegepersonals gefärbt sein. Der Patient bekommt mit, daß die Schwester die Anordnung des Arztes nicht für richtig hält oder es nicht wichtig findet, daß sie umgesetzt wird. In einem solchen Zusammenhang ist es notwendig sich klarzumachen, daß der Patient in Unkenntnis der Zusammenhänge den Eindruck bekommen kann, es sei generell nicht so wichtig, das zu tun, was der betreffende Arzt anordnet; auch in Bereichen, wo Arzt und Pflegeperson übereinstimmen und die Pflegeperson davon überzeugt ist, daß die Anordnung des Arztes durchgeführt werden sollte.

Manche Patienten versuchen die Schwester oder den Pfleger in eine Position hineinzuziehen, die man als Geschwisterposition bezeichnen könnte, wobei der Arzt in einer Elternposition gesehen wird. So kann ein Patient, bei dem die Trinkmengen wegen einer Dialyse begrenzt worden sind, die Schwester oder dem Pfleger bitten, ihm „unter der Hand" ein Glas Wasser zu geben. Erklärt die Pflegeperson, daß sie dem Wunsch des Patienten nachkommen wird, weil ihm das schaden könnte, begibt sie sich in eine Elternposition an der Seite des Arztes. Sagt sie aber, sie könne das nicht tun, weil der Arzt es verboten habe, befindet sie sich in der Geschwisterposition und der Patient kann denken: Wenn der Arzt das nicht verboten hätte, würde sie oder er es tun. Die Schwester oder der Pfleger tut es nur deshalb nicht, weil sie oder er Angst vor dem Arzt hat.

Obwohl es bequem ist, auf „Befehle von oben" hinzuweisen, sind solche Hinweise oft wenig befriedigend für den Patienten und wenig hilfreich für die Beziehung zu ihm, weil es aus der Mode gekommen ist, den „Befehl an sich" als ausreichende Begründung zu akzeptieren.

Schädlich für das künftige Befolgen ärztlicher Anordnungen kann es sich auswirken, wenn Maßnahmen wie die Vorbereitungen auf eine Operation oder einen diagnostischen Eingriff durchgeführt werden, der dann aus organistorischen Gründen entfallen muß. Die meisten Patienten verstehen aber, daß ein Eingriff auf einen anderen Tag verschoben wird, wenn man ihnen das erklärt und die Gründe triftig sind, zum Beispiel eine Häufung von Notfällen bei einem Serienunfall.

Viele Patienten läßt man auf diagnostische Eingriffe oder therapeutische Verrichtungen zu lange warten. Manchmal bekommt der Patient dann gesagt: „Sie sind hier im Krankenhaus und haben Zeit. Sehen Sie, wie wir zu tun haben, den ganzen Tag rennen wir herum". Hier wird außer acht gelassen, daß Warten auch dann streßt, wenn man Zeit hat. Das gilt vor allem dann, wenn das, worauf man wartet, unangenehm ist und man es hinter sich gebracht haben möchte. Aber schon das Warten selbst bringt eine gewisse Anspannung, die man niemandem beliebig zumuten sollte. Das warten Lassen erleben viele Menschen auch als Ausnutzen einer Hierarchie. Höhergestellte läßt man nicht warten, niedriger Gestellte eher.

Ist das warten Lassen von Patienten die Folge einer schlechten Organisation, bekommen das die Patienten meist mit. Ihr Vertrauen darin, daß die Dinge in diesem Krankenhaus klappen, wird dadurch geringer.

Bei manchen Patienten stehen ärztliche und pflegerische Anordnungen in Konkurrenz zu dem, was der Hausarzt gesagt hat oder was Angehörige vertreten. Viele Angehörige meinen, sie wüßten besser, was für den Patienten gut sei, weil sie ihn schon lange kennen; besonders für Eltern gilt das, nicht nur für die Eltern von Kindern sondern auch und gerade für die Eltern von Erwachsenen. Umgekehrt haben viele Patienten mehr Vertrauen zu Menschen, die sie schon länger kennen als zu Menschen, die sie erst kennenlernen. Den Hausarzt kennen sie schon lange, den Klinikarzt nicht. Da der Weg der meisten Ärzte im Rahmen ihrer beruflichen Laufbahn vom Krankenhaus in die Praxis führt (und nicht umgekehrt), sind die draußen praktizierenden Ärzte im Durchschnitt älter als die Assistenzärzte im Krankenhaus. Das verleiht ihnen Autorität. Der Krankenhausarzt wiederum hat die große Institution Klinik im Rükken, die seine Autorität stärkt, aber gerade deshalb einen Protest, nämlich einen Autoritätsprotest hervorrufen kann.

Für den Klinikarzt ist es wichtig sich klarzumachen, daß er mit seiner ärztlichen Autorität in Konkurrenz zu anderen ärztlichen Autoritäten steht, in der Regel zum Hausarzt und zu manchen Angehörigen: Nicht zu allen, es gibt durchaus Angehörige, die sich mit Ratschlägen an den Kranken zurückhalten und froh und erleichtert sind, wenn kompetente Fachleute die Dinge in die Hand nehmen.

Insgesamt kann man sagen: Es ist wichtig, sich klarzumachen, wovon es abhängt, ob Anordnungen ausgeführt werden oder nicht; das gilt für Anordnungen innerhalb eines Teams und für Anordnungen, die an Patientinnen und Patienten gegeben werden. Die Mitglieder eines Teams können ihre Autorität dem Patienten gegenüber gegenseitig durch negative Äußerungen über die Kompetenz der Kollegin oder des Kollegen vermindern.

„Du" und „Sie"

Junge Leute duzen sich heute oft auch dann, wenn sie sich nicht näher kennen. Es wäre töricht, das beklagen oder loben zu wollen: ähnlich wie es töricht wäre zu bewerten, daß Röcke oberhalb des Knies enden oder unterhalb. Es handelt sich um eine Mode. Moden haben aber auch Gründe, und daß die Röcke heute meist nicht bis zu den Schuhen reichen, hat etwas mit den Sitten der Zeit zu tun. Der Umgang junger Leute miteinander ist ganz allgemein lockerer und informeller geworden.

Als ich Medizin studierte, in den fünfziger Jahren, siezten sich in Deutschland alle Studenten, die nicht miteinander befreundet waren. In Spanien duzten sich alle. In Frankreich duzten sich die Männer, siezten aber die Studentinnen und wurden von ihnen gesiezt. In Spanien wirkten die Studenten wie Schüler, in Frankreich betonte man den Geschlechtsunterschied. Junge Deutsche (zwischen zwanzig und dreißig) finden es heute oft unnatürlich, Gleichaltrige zu siezen.

Probleme treten auf, wenn sich zwischen zwei Menschen eine Beziehung etablieren soll, die von Natur aus asymmetrisch ist. Die helfende Beziehung ist asymmetrisch.

Es gibt eine Hilfe auf symmetrischer Basis, zum Beispiel die sogenannte Nachbarschaftshilfe. „Ich passe auf Deine Kinder auf, Du auf meine. Ich repariere Deinen Kühlschrank, Du hilfst mir, meine Äpfel zu ernten." Die helfenden Berufe bieten aber nicht Nachbarschaftshilfe, was sich schon darin ausdrückt, daß für die Hilfe bezahlt wird; meist auf dem Umweg über eine Krankenkasse. (Auch Ärzte bezahlen heute, wenn sie sich bei einem Kollegen in Behandlung begeben und sind dennoch meist miserable Patienten, eben weil es ihnen schwer fällt, die Asymmetrie der Beziehung anzuerkennen. Immerhin hat das Bezahlen die Beziehung entkrampft. Als bezahlender Patient hat man Anrecht auf Behandlung, sie wird einem nicht zum Geschenk gemacht.)

In der somatischen Medizin wie in der Psychotherapie wird das therapeutische Tun nicht durch Sympathie oder lange Bekanntschaft oder Nachbarschaft motiviert, sondern durch die Verpflichtungen einer therapeutischen Rolle. Die Ärztin, der Arzt, die Schwester, der Pfleger ist nicht etwas Besseres als die Patientin oder der Patient. Sie sind aber jemand, an den man ein Stück Verantwortung für sich selbst abgibt, weil man davon ausgeht, daß der Betreffende sein Handwerk gelernt hat oder unter der Aufsicht von Leuten arbeitet, die ihr Handwerk gelernt haben und weil die Merkmale der therapeutischen oder der pflegerischen Rolle es ihm verbieten, die Abhängigkeit eines Patienten zu mißbrauchen. Der Patient kann dennoch ein mündiger Patient sein, der das Verhalten des Arztes oder Pflegers kritisch betrachtet, es liegt aber in der Natur der Beziehung, daß man als Patient einen Vertrauensvorschuß gibt. Der Arzt oder die Schwester kann durchaus an seinem Patienten ein persönliches Interesse haben, ihr Einsatz kann auch daraus motiviert sein. Der Patient muß sich aber darauf verlassen können, daß der Arzt ihn auch dann behandelt, und zwar so gut er kann, und daß die Schwester ihn auch dann gut pflegt, wenn persönliche Beziehung und Sympathie nicht vorhanden sind. Der Patient muß um den Arzt oder die Schwester nicht **werben** müssen. Er kann das tun, aber er darf es nicht müssen.

Wenn ein Du nichts bedeutet, als daß eine in einer bestimmten Altersgruppe übliche Anredeform gebraucht wird, entstehen aus dem Du noch nicht immer Probleme. Die Asymmetrie der Beziehung kann sich auch anders als in der Anrede ausdrücken.

Wenn aber der eine junge Arzt seine jungen Patienten duzt und der andere nicht, und das im gleichen Krankenhaus, vielleicht auf der gleichen Station, gewinnt die Art der Anrede an Bedeutung. Der eine Arzt scheint, so denken die Patienten, mehr eine symmetrische Beziehung anzustreben, der andere mehr eine asymmetrische.

Die Anrede gewinnt auch an Bedeutung, wenn der junge Arzt ältere Patienten siezt, was ja meist der Fall sein wird. Der ältere Patient kann das Sie dann als ausgrenzend erleben; wird er aber geduzt, erlebt er das vielleicht als plumpe Vertraulichkeit.

Es ist ja auch noch nicht lange her, daß im Krankenhaus ältere Menschen mit „Du" und „Opa" oder „Oma" angeredet wurden; vereinzelt kommt es immer noch vor. Die jüngeren Menschen gehen so mit der Verlegenheit um, in die es sie bringt, wenn sich die Rollen zwischen Kindern und Erwachsenen umkehren, was ja im Sinne einer Umkehr der Abhängigkeiten in den meisten Familien eintritt, wenn die Eltern lange genug leben. Mit „Opa" oder „Oma" schaffen junge Leute eine gewisse Distanz, sie sagen nicht: „Papa" oder „Mama", auch wenn die eigenen Eltern vielleicht ähnlich alt sind wie der „Opa" oder die „Oma" in der Klinik. Die Alten spüren die Übertreibung und die Distanzierung; auch das Kleingemachtwerden, das im Ältergemachtwerden liegt, denn oft sind sie eben nicht so alt wie ein Großvater oder eine Großmutter des dreißigjährigen Arztes oder der dreißigjährigen Krankenschwester.

Viel hängt von dem Umfeld ab, in dem sich alles abspielt, von der Atmosphäre einer Klinik. Die Probleme durch eine Anordnung zu lösen, wie manche Chefs es versuchen, etwa: „Ärzte und Schwestern haben die Patienten mit ihren Namen als Herr oder Frau sowieso anzusprechen" funktioniert auch nicht immer. Eher sollte über die Art der Beziehung zwischen den Ärzten, dem Pflegepersonal und den Patienten ***gesprochen*** werden. Damit läßt sich bewirken, daß die Ärzte und Schwestern eine Form der Anrede wählen, die adäquat ist und hinter der sie auch stehen können.

Eine asymmetrische Beziehung muß nicht global eine Obenunten-Beziehung sein.

Ein klassisches Beispiel ist die Beziehung eines Touristen zum Schilehrer. Der Tourist bemüht sich, den Anordnungen des Schilehrers zu folgen, weil er annimmt, daß er so schifahren lernt und folgt ihm meist auch in seiner Spur, wenn es durch gefährliches Gelände geht, weil er annimmt, daß der Schilehrer sich auskennt und gefährliche Stellen meidet. Außerhalb der Unterrichtsstunde ist der Schilehrer vielleicht ein Waldarbeiter und Nebenerwerbsbauer und der Schischüler der Chefarzt eines Krankenhauses, auf der sozialen Skala also viel höher angesiedelt. Entsprechendes gibt es im Krankenhaus selbst.

In jedem Krankenhaus gibt es eine Hierarchie. Die Versuche, Krankenhaushierarchien abzuschaffen, wie das bei manchen (nicht allen) Formen der therapeutischen Gemeinschaft in psychiatrischen und psychotherapeutischen Krankenhäusern versucht worden ist, haben nicht zu funktionsfähigen Strukturen geführt. Die Verantwortlichkeiten und die Funktionen müssen klar sein. Aus einer Arbeitsteilung in der Horizontalen ergibt sich eine Arbeitsteilung in der Vertikalen, schon weil jemand über die Einhaltung der Rollen wachen und bei Streitigkeiten als Schiedsrichter fungieren muß. Man kann ja meist objektiver urteilen, wenn man nicht der gleichen Funktionsebene angehört. Eine vertikale Hierarchie ergibt sich auch aus der Notwendigkeit, Anfänger anzulernen. Unser Rechtssystem verlangt nach einer klaren Bestimmung der Verantwortlichkeiten. Aus all diesen Gründen kann man ohne eine Hierarchie in Krankenhäusern nicht auskommen.

Es ist heute üblich geworden, daß Ärzte der gleichen hierarchischen Ebene (aber auch zweier benachbarter hierarchischer Ebenen, zum Beispiel Assistenzärzte und Oberärzte, Oberärzte und der Chefarzt) sich duzen, Schwestern und Pfleger, oft auch die Ärzte und das Pflegepersonal. In der Schweiz scheint das schon länger üblich gewesen zu sein als in Deutschland. Aus der Mode ist gekommen, daß ein Chefarzt seine Assistenten duzt und von ihnen gesiezt wird.

Da in vielen Kliniken alte Schwestern mit ganz jungen zusammenarbeiten, gibt es unter ihnen Probleme mit dem Du und Sie ähnlich denen, die ich in bezug auf die Patienten beschrieben habe. Alte Ärzte gibt es (mit Ausnahme des Chefarztes) fast nur in den großen psychiatrischen Krankenhäusern; in den anderen Fächern ist es nicht üblich, daß die dem Chefarzt nachgeordneten Ärzte ihr Leben lang an der Klinik bleiben. Soweit sie nicht selbst Chefärzte werden, lassen sie sich in einer Praxis nieder. Die zunehmende Spezialisierung dürfte es aber mit sich bringen, daß ältere Ärzte am Krankenhaus bleiben, wenn sie sich zu Spezialisten in einem bestimmten, eng umschriebenen Bereich entwickelt haben und dieses Spezialgebiet in einer Praxis nicht ausüben könnten. Das gilt jetzt schon für die operativen Fächer, wo in einer Praxis meist auf den größten Teil der operativen Tätigkeit verzichtet werden muß. Die Zunahme des endoskopischen Operierens könnte hier einen Wandel schaffen, weil endoskopisch Vieles ambulant operiert werden kann.

Bisher gibt es nicht genug Lebenszeitstellen an Krankenhäusern, so daß den Fachärzten der chirurgischen Fächer doch meist nur die Niederlassung bleibt, wenn sie nicht Chefärzte werden. Unter den derzeitigen Verhältnissen scheint mir aber das Du-Sie-Problem unter den Schwestern größer zu sein als unter den Ärzten.

Was den Umgang von Ärzten und Pflegepersonal miteinander angeht, sagen Ärzte hin und wieder, daß sie es bereuen, den Pflegern und Schwestern das „Du“ angeboten zu haben oder auf ein solches Angebot eingegangen zu sein, weil sie den Eindruck haben, ihre Anweisungen würden weniger leicht befolgt als die von Kolleginnen und Kollegen, die beim „Sie“ geblieben sind. Darin zeigt sich wieder, daß die Probleme vor allem dann auftreten, wenn Du und Sie in einer Institution oder in einem Team unterschiedlich gehandhabt werden. Wer sich duzt, gilt als „gleicher“, als einer, der auf Unterschiede weniger Wert legt, was dann auch einmal so interpretiert wird, daß die Unterschiede im beruflichen Status nicht vorhanden oder gering sind. Von jemandem, der in dieser Hinsicht „gleich“ ist, läßt man sich nicht so gerne „etwas sagen“.

Allgemein läßt sich sagen: Infolge gesellschaftlicher Veränderungen hat sich die Form der Anrede in den letzten Jahrzehnten gewandelt. Es kommt zu Schwierigkeiten im Umgang mit Patientinnen und Patienten, die älter oder jünger sind als man selbst. Die Anrede hat auch eine Signalwirkung bezüglich der Position in einer Hierarchie und sie regelt mit Nähe und Distanz. Ein „Du" kann den Eindruck erwecken, eine Beziehung sei als eine private Beziehung gemeint; ein „Sie" kann den Eindruck erwecken, man wolle zwischenmenschliche Wärme aus einer beruflichen Beziehung verbannen. Es ist wichtig, sich diese Dinge klarzumachen und darüber zu sprechen.

Zur Organisation der Gespräche im Team

Um die Kommunikation in einem Team zu verbessern, reicht es nicht aus, Gespräche zu verabreden, zum Beispiel indem eine Stunde oder eineinhalb Stunden für den Informationsaustausch festgelegt werden. Unter dem Einfluß von Konflikten im Team kommt es leicht zu chaotischen Interaktionen, die sich eher schädlich als nützlich auswirken. Die Gesprächsleitung einer Teamsitzung, die zur Bearbeitung von Konflikten dienen soll, erfordert Kompetenz; eine Kompetenz, die während einer normalen ärztlichen oder pflegerischen Ausbildung nicht vermittelt wird. Übernimmt ein Teammitglied die Gesprächsleitung, ist es meist besser, wenn dies die hierarchisch am höchsten stehende Person tut als jemand anders. Delegiert ein Stationsarzt die Leitung eines Teamgesprächs, muß sich der oder die Delegierende im Team sicher fühlen. In Zeiten der Unsicherheit ertönt der Ruf nach dem starken Mann oder der starken Frau. Folgt der oder die Betreffende dieser spezifischen Erwartung nicht, wird ihm oder ihr das oft als Führungsschwäche ausgelegt. Die Entwicklung einer dezentralisierten Struktur braucht Zeit. Sie sollte nicht in Krisenzeiten eingeleitet werden.

Bestehen im Team Konflikte, die viel Angst und Unsicherheit erzeugen und an denen die leitende Person beteiligt ist, empfiehlt es sich meist, zur Gesprächsleitung eine neutrale Person einzuladen.

Neutralität ist natürlich immer nur relativ. So kann ein Oberarzt oder ein Chefarzt gegenüber den Konflikten auf einer Station relativ neutraler sein als die Stationsschwester oder der Stationsarzt und wenn kein Supervisor von außerhalb zur Verfügung steht, der noch neutraler wäre, ist es immer noch besser, sich mit weniger Neutralität zufriedenzugeben, als bei der Parteilichkeit einer oder eines Angehörigen des medizinischen Personals zu bleiben, die oder der in die Konflikte unmittelbar verwickelt ist. Die Einschätzung, ein Supervisor habe einen Einfluß auf die Karriereentwicklung der Konfliktbeteiligten, ist ernstzunehmen. Andererseits gilt es, gegenüber dieser Befürchtung abzuwägen, wie es voraussichtlich laufen würde, wenn Oberarzt oder Chefarzt sich heraushalten. Im allgemeinen werden sich Karrierechancen ja eher verbessern, wenn das Team in einem offenen Gespräch zu einer Konffliktbewältigung kommt, weil die Karrierechancen ja immer auch von der Gesamtproduktivität des Teams abhängen, in dem man arbeitet.

Allgemein kann man sagen, daß Gespräche zu mehreren mehr Struktur brauchen als ein Gespräch zwischen zwei Personen. Meist ist es günstig, wenn einer/eine der anwesenden Personen die Strukturierung übernimmt und in dieser Rolle anerkannt ist.

Mehr zu den Zielen der Arbeit

Viele Menschen möchten das Gefühl haben, ihre Arbeit gut zu tun. Was heißt aber: die Arbeit ***an Patienten*** gut tun? Soll das Ergebnis Heilung sein? Besserung? Was ist Besserung? Meint man damit, daß der Krankheitsprozeß zurückgedrängt wird oder meint man damit, daß der Patient sich besser fühlt? Ein Patient kann sich besser fühlen, obwohl der Krankheitsprozeß nicht zurückgedrängt wird, weil man sich um ihn kümmert, weil man ihn gut pflegt und betreut.

Die Heilungserfolge sind in vielen medizinischen Fächern gering, zum Beispiel in der Neurologie. Viele inneren Krankheiten sind nicht heilbar. Ein Diabetes ist es nicht, eine Leberzirrhose ist es nicht und selbst eine peniziöse Anämie, die mit geringem Aufwand völlig kompensiert gehalten werden kann, während die Menschen sonst daran starben, ist nicht ***heilbar***. Der Patient braucht sein Leben lang Injektionen von Vitamin B12.

Fragte man Ärztinnen und Ärzte, Krankenschwestern und Pfleger nach den Zielen ihrer Arbeit, wird deutlich, daß einige das Erreichbare erheblich überschätzen, andere erheblich unterschätzen. Unterschiede gibt es auch im Stellenwert, den sie den verschiedenen Zielen beimessen: ob es Lebensverlängerung ist, Lebensqualität oder ein ausgesöhntes Akzeptieren des eigenen Todes.

Sind die Ziele höher als das Erreichbare, führt das oft zu Resignation. Manche Ärztinnen und Ärzte, Schwestern und Pfleger betreiben eine Art Zweckpessimismus. Sie sagen, daß man eigentlich nicht viel tun kann, um durch die Ergebnisse der Arbeit nicht enttäuscht zu werden. Im Stillen freuen sie sich dann über Ergebnisse, die den Anspruch übersteigen. Das würde nicht schaden, wenn sich die skeptische Einstellung gegenüber dem Erreichbaren nicht den übrigen Teammitgliedern und den Patienten mitteilen würde. Das ist aber oft der Fall. Besonders Teammitglieder mit großem Einfluß, zum Beispiel die Stationsschwester, der Stationspfleger, die Stationsärztin, der Stationsarzt, der Oberarzt, die Oberärztin und der Leiter oder die Leiterin einer Klinik übertragen Skepsis bezüglich des Erreichbaren auf die übrigen Mitglieder des medizinischen Personals. Die reagieren dann aber nicht so, als wenn sie selbst die Initiatoren des Zweckpessimismus wären. Sie werden nicht zweckpessimistisch, sondern schlicht pessimistisch. Dieser Pessimismus äußert sich oft in einer gedrückten Stimmung, die Arbeitsleistung des Teams sinkt ab.

Manche der einflußreichen Teammitglieder mit Zweckpessimismus vermögen allerdings die Zweckseite ihres Pessimismus gleichsam augenzwinkernd deutlich zu machen. Sie freuen sich offen über Erfolge, die ihre eigene pessimistische Einschätzung widerlegen. In dem Fall kann sich Zweckpessimismus sogar in Bescheidenheit wandeln, die hofft, widerlegt zu werden, nicht nur im Initiator einer solchen Einstellung, sondern im ganzen Team.

In einem medizinischen Team können sich Ideologien etablieren, die auf lange Sicht die Arbeit mit den Patienten und deren Angehörigen eher behindern als fördern. Gerade für junge Ärztinnen und Ärzte, Schwestern und Pfleger ist es oft schwer, den eigenen Einsatz zu dosieren. Eine Ideologie der Aufopferung führt über kurz oder lang zum sogenannten Burnout, der sich in hohem Krankenstand und häufigem Personalwechsel äußern kann. Umgekehrt kann eine Ideologie der extremen Abgrenzung dazu führen, daß sich das medizinische Personal von den Patienten und deren Angehörigen soweit zurückzieht, daß dann auch wieder nicht nur die ärztliche und pflegerische Betreuung leidet, sondern auch der emotionale Kontakt mit dem Patienten, der einerseits belastend sein kann, andererseits aber auch befriedigend. Es kommt dann auch auf diesem Wege zu einem Burn-out: Die Arbeit wird mechanisch verrichtet und dadurch uninteressant. Das distanzierte medizinische Personal hat dann den Eindruck, daß von den Patienten „nichts zurückkäme“. Dabei wird übersehen, daß der Rückzug vom Patienten dieses bewirkt.

Schwestern ohne eigene Familie und ohne sonstiges Privatleben pflegen oft mehr Kontakte mit den Patienten als Ärztinnen und Ärzte, Schwestern und Pfleger mit eigenen Familien, Freunden, Liebhabereien. Sie erwarten von Kolleginnen und Kollegen, die auch ein Privatleben haben möchten, daß sie sich für die Patienten ebenso einsetzen wie sie selbst und übersehen dabei, daß der Umgang mit den Patienten ihnen einen Teil dessen ersetzt, was andere in ihrem Privatleben im Umgang mit anderen Menschen bekommen.

Die Forderung, eine Ärztin oder ein Arzt, eine Schwester oder ein Pfleger müßten bereit sein, unbezahlte Überstunden zu machen, wird meist nicht offen vertreten, wohl aber verdeckt. Jedenfalls sei es ethisch wertvoller, nicht auf die eigene Zeit zu achten, wenn es um das Wohl der Patienten geht. Eine solche Einstellung kann die Ursache erheblicher Konflikte sein, besonders auch die Ursache von Konflikten zwischen jungen Schwestern oder Pflegern und älteren, die während ihrer Ausbildung noch gehört haben, es sei richtig, sich für die Patienten aufzuopfern und auf ein Privatleben weitgehend zu verzichten.

In der modernen Medizin, die viel bewirken kann und gerade deshalb gezielten Einsatz erfordert, ist der Streß aber größer als zu einer Zeit, als man medizinisch noch wenig für die Patienten tun konnte und sich viel häufiger als heute darauf beschränken mußte, spontane Heilungsvorgänge zu unterstützen. Jemandem, der ein Privatleben haben könnte, der Patienten wegen aber darauf verzichtet, fehlt der Ausgleich, den ein erfreuliches Privatleben bieten kann. Er wird durch Burnout gefährdeter sein als jemand mit einem solchen Privatleben.

Übertreibende und deshalb schädliche Ideologien haben ihren Ursprung nicht immer in den Menschen, die sie vertreten.

Ideologien können sich gleichsam verselbständigen, sich von den Personen ablösen, die sie ursprünglich in eine Institution eingebracht haben und weiterleben, wenn ihre Begründer oder Verursacher die Institution schon längst wieder verlassen haben.

Dann hat es nicht viel Sinn, die Ursachen für eine schädliche Ideologie bei denen zu suchen, die sie vertreten. Menschen, die Ideologien übernommen haben, sind im allgemeinen aber eher bereit, sie ***in Frage zu stellen***, als deren Verursacher es sind.

Es gibt konflikterzeugende Organisationsstrukturen. So kann es zum Beispiel zu Konflikten kommen, wenn nicht klar ist, nach welchen Kriterien Urlaubsanträge bearbeitet und entschieden werden. Werden solche Anträge von einer einzelnen Person entschieden, ohne daß die sich mit den Antragstellern bespricht, wirkt das oft erleichternd, weil es dann weniger wahrscheinlich erscheint, daß die entscheidende Person in ihren Entscheidungen durch persönlichen Druck beeinflußt werden könnte; andererseits liegt in einem solchen Vorgehen die Gefahr, daß der oder die Entscheidende als autoritär angesehen wird. Umgekehrt wird es zu erheblichen Konflikten kommen, wenn die Verteilung der Urlaube dem Team überlassen wird, wobei dann entweder ein Konsens gefunden werden muß, in dem alle übereinstimmen oder zum Mittel der „demokratischen“ Abstimmung gegriffen wird, mit der Gefahr, daß Minderheiten benachteiligt werden.

Welche Strukturen sich etablieren oder etabliert werden, hängt natürlich auch wieder von Personen ab. Diese Personen können die Institution längst verlassen haben.

Allgemein kann man sagen, daß die Ziele der ärztlichen und pflegerischen Arbeit schwer objektivierbar sind. Sie hängen von persönlichen Einstellungen ab, diese wiederum vom eigenen Charakter, der eigenen Lebenssituation und von Ideologien, die man übernimmt. Dem einen ist dieses, dem anderen jenes wichtig. Es ist nützlich, sich darüber auszutauschen. In einem Team kann aber auch Einigkeit darüber bestehen, was man bei den Patienten erreichen möchte; Uneinigkeit jedoch darüber, wie weit die Ziele zu erreichen sind. Man kann sich auch darüber einig sein, die Ziele aber viel zu hoch oder zu niedrig ansetzen. In einem Team können sich Ideologien etablieren, die das angestrebte und das tatsächliche Handeln beeinflussen, ohne reflektiert worden zu sein. Diese Ideologien können zu den persönlichen Ansichten der Mitglieder des Teams passen oder einfach nur „mitgeschleppt“ werden. Übersteigerte Zielsetzungen führen zur Resignation, gering angesetzte Zielsetzungen schöpfen die vorhandenen Möglichkeiten nicht aus. All dieses kann durch eine Teamsupervision diagnostiziert und verändert werden.

Probleme der Arbeitszeit und der Eingruppierung

Wenn in drei Schichten gearbeitet wird – in Frühschicht, Spätschicht oder Nachtschicht (wobei ein Teil der Nachtschichten allerdings durch Pflegekräfte übernommen wird, die nur um diese Zeit arbeiten wollen oder können) – bringt das bei vielen Menschen den körperlichen Rhythmus durcheinander. Der private Umgang mit anderen Menschen wird eingeschränkt. Schläft eine Pflegeperson mit Familie zu anderen Zeiten als die übrigen Familienmitglieder, wird sie oft beim Schlafen gestört. Tagsüber ist es meist insgesamt weniger ruhig als nachts. Auch deshalb ist die Qualität des Tagschlafes geringer als die des Nachtschlafes. Nachts ist die allgemeine Leistungsfähigkeit beeinträchtigt. Durch Umgewöhnen ist das nur begrenzt zu bessern. Das nächtliche Arbeiten erfordert eine größere Willensanstrengung als das Arbeiten tagsüber.

Ärzte, die Nachtdienst machen, müssen oft den folgenden Tag bis zum Abend arbeiten – im Grunde eine Absurdität, wenn man bedenkt, daß es sich um eine verantwortungsvolle Tätigkeit handelt, die nicht von übernächtigten Menschen durchgeführt werden sollte. Ärzte empfinden meist schon vier Nachtdienste im Monat als erhebliche Belastung, viele machen aber mehr als vier Nachtdienste. Im Extremfall wird dann ihr Privatleben in ähnlichem Maße eingeschränkt, wie das Privatleben des Pflegepersonals im Schichtdienst. Häufig sind Ärzte am stärksten zu der Zeit in ihrem Leben belastet, wenn sie kleine Kinder haben. Daß Ärzte 36 Stunden an einem Stück arbeiten müssen, oft mit nur kurzen Pausen, dürfte auf Traditionen zurückgehen, die bezweifelbar, aber schwer aufzulösen sind. An deutschen Krankenhäusern wurde die Bezahlung des Nachtdienstes vielfach erst in den 60er Jahren eingeführt. Sie stieß an den Universitätskliniken auf den Widerspruch der Klinikleiter, die der Ansicht waren, daß eine Bezahlung von Nachtdiensten mit dem ärztlichen Ethos unvereinbar sei. Die Bezahlung des Arztes sahen sie nicht als Leistungsentgelt, sondern ähnlich wie bei den Beamten als einen notwendigen Beitrag zum Unterhalt. In diesem Zusammenhang ist es natürlich interessant, sich klarzumachen, daß die Klinikleiter oft über Privateinkünfte verfügten, die ein Mehrfaches ihres eigenen Gehaltes ausmachten. Als junge Ärzte hatten sie sehr wenig verdient. Sie waren der Meinung, die jungen Ärzte an ihren Kliniken bräuchten es nicht besser zu haben als sie selbst.

Die Bedienung und Überwachung von Apparaten auf den Stationen erfordert hohe Wachsamkeit, und gerade die Wachsamkeit wird durch Übernächtigung eingeschränkt. Die Konsequenzen der Handlungen des medizinischen Personals sind heute erheblich größer als früher, wo Ärzte und Schwestern an einem Krankheitsverlauf oft nicht viel ändern konnten. Weil bei Komplikationen wenig getan werden konnte, war die Überwachung der Patienten weniger wichtig als heute. Wird heute eine Verschlechterung des Zustandes bei einem Patienten festgestellt, werden intensive und oft komplexe Maßnahmen ergriffen: bei einem Patienten, bei dem man früher allenfalls die Medikation geändert oder alle medizinischen Maßnahmen eingestellt hätte.

Unregelmäßige Arbeitszeiten belasten ältere Menschen mehr als jüngere, die sich leichter umstellen können. Es wird oft darüber geklagt, daß viele Schwestern und Pfleger nach einigen Jahren den Beruf wechseln. Neben anderen Gründen spielen die Einschränkungen des Privatlebens durch unregelmäßige und belastende Arbeitszeiten eine Rolle. Während Ärztinnen und Ärzte mit Dreißig oft schon Oberärzte sind und deshalb nur noch Rufbereitschaftsdienst machen, der vor allem an Kliniken, an denen es eine ganze Reihe von Oberärzten gibt, weniger beanspruchend ist als ein Nachtdienst mit Präsenzpflicht, muß das Pflegepersonal in der Regel so lange unregelmäßig arbeiten, bis es in Rente geht. Wahrscheinlich wird man auf die unregelmäßigen oder zumindest ungewöhnlichen Arbeitszeiten aber nie ganz verzichten können, wenngleich es möglich erscheint, da noch Verbesserungen einzuführen.

Die Arbeitszufriedenheit würde aber sicher erhöht, wenn die Bezahlung besser wäre. Darin würde sich nicht nur eine Wertschätzung der Arbeit selbst und der mit der Arbeit verbundenen Belastungen ausdrücken. Schwestern und Pfleger kämen auch in die Lage, Nachteile von Spät- oder Frühdienst oder gar Nachtdienst durch einen Aufwand von Geldmitteln teilweise auszugleichen. Eine Schwester könnte zum Beispiel mit der Familie öfter mal essengehen, statt jedes Mal kochen zu müssen oder sich mit dem Partner und den älteren Kindern darüber streiten zu müssen, wer das Essen zubereitet. Obwohl die meisten Politiker einsehen, daß unser Pflegepersonal im Verhältnis zur Qualität der geleisteten Arbeit und der damit verbundenen Belastungen schlecht bezahlt wird, werden die Auseinandersetzungen mit anderen Sparten des öffentlichen Dienstes gescheut, zu denen es käme, wenn das Pflegepersonal höher eingruppiert würde.

Allgemein kann man sagen: Die Bezahlung des medizinischen Personals, insbesondere des Pflegepersonals, hat mit der zunehmenden Differenzierung und Professionalisierung seiner Arbeit noch nicht Schritt gehalten. Die Folgen von Schichtarbeit könnten durch eine bessere Bezahlung teilweise kompensiert werden. Unregelmäßige Arbeitszeiten, wie beim Schichtdienst, oder sehr lange Arbeitszeiten, wie beim Nachtdienst von Ärzten, müssen hingenommen werden, soweit sie sich aus der Art der Tätigkeit ergeben, aber auch hier ließe sich organisatorisch oft noch etwas verbessern. Die verbleibenden Belastungen sollten nicht geleugnet werden.

Literatur

Buddeberg C (1987) Sexualberatung, 2. Aufl. Enke, Stuttgart

Ekert B, Ekert W-D (1990) Psychologie in der Krankenpflege 6. Aufl. Kohlhammer, Stuttgart Berlin Köln

Elhardt, S (1988) Tiefenpsychologie: Eine Einführung. Kohlhammer Stuttgart Berlin Köln Mainz (Urban-Taschenbücher Bd. 136)

Erikson E H (1976) Kindheit und Gesellschaft 6. Aufl. Klett, Stuttgart

Herschbach P (1991) Psychische Belastung von Ärzten und Krankenpflegekräften. Edition Medizin VCH, Weinheim

König K (1993) Wem kann Psychotherapie helfen? Vandenhoeck & Ruprecht, Göttingen Zürich

König K (1993) Kleine psychoanalytische Charakterkunde, 2. Aufl. Vandenhoeck & Ruprecht, Göttingen Zürich

König K, Kreische R (1991) Psychotherapeuten und Paare. Vandenhoeck & Ruprecht, Göttingen Zürich

Mentzos S (1982) Neurotische Konfliktverarbeitung. Kindler, München

Ratsak G, Schiebel-Piest B (1992) Psychoonkologie für Krankenpflegeberufe. Vandenhoeck & Ruprecht, Göttingen Zürich

Rest F (1992) Sterbebeistand, Sterbebegleitung, Sterbegeleit, 2. Aufl. Kohlhammer, Stuttgart Berlin Köln

Schlettig H-J, Heide U von der (1993) Bezugspflege. Springer, Berlin Heidelberg New York Tokyo

Schüssler G (1993) Bewältigung chronischer Krankheiten. Vandenhoeck & Ruprecht, Göttingen Zürich

Striebel H W, Link J (Hrsg) (1991) Ich pflege Tote. Recom, Basel Baunatal

Stucke W (1990) Die Balint-Gruppe, 2. Aufl. Deutscher Ärzte-Verlag, Köln

Tannen D (1993) Du kannst mich einfach nicht verstehen. Goldman, München

Tress W (1986) Das Rätsel der seelischen Gesundheit. Verlag für Medizinische Psychologie im Verlag Vandenhoeck & Ruprecht, Göttingen Zürich

Uexküll T von (Hrsg) (1992) Integrierte psychosomatische Medizin in Praxis und Klinik, 2. Aufl. Schattauer, Stuttgart New York

Zapotoczky H G, Nutzinger D O (Hrsg) (1986) Psychologie am Krankenbett. Psychologie Verlags Union Beltz, Weinheim München

Zorn F (1979) Mars. Fischer, Frankfurt am Main

Sachverzeichnis

A

B

C

D

E

F

G

H

I

J

K

L

M

N

O

P

R

S

T

U

V

W

Z